U0216467

影·像·鉴·别·诊·断
一目了然系列

MRI
鉴别诊断一点通

第三版

范国光　主编

化学工业出版社
·北京·

图书在版编目（CIP）数据

MRI鉴别诊断一点通/范国光主编．—3版．—北京：
化学工业出版社，2018.3（2022.11重印）

（影像鉴别诊断一目了然系列）

ISBN 978-7-122-31533-5

Ⅰ.①M… Ⅱ.①范… Ⅲ.①核磁共振成象-鉴别
诊断 Ⅳ.①R445.2

中国版本图书馆CIP数据核字（2018）第031428号

责任编辑：赵玉欣　王新辉　　　　　　装帧设计：关　飞
责任校对：王　静

出版发行：化学工业出版社（北京市东城区青年湖南街13号　邮政编码100011）
印　　装：中煤（北京）印务有限公司
787mm×1092mm　1/16　印张19　字数477千字　2022年11月北京第3版第3次印刷

购书咨询：010-64518888　　　　　　　售后服务：010-64518899
网　　址：http://www.cip.com.cn
凡购买本书，如有缺损质量问题，本社销售中心负责调换。

定　　价：69.80元　　　　　　　　　　　　　　版权所有　违者必究

编写人员名单

主　编　范国光

编　者　（按姓氏汉语拼音排列）

柴瑞梅	中国医科大学附属第一医院放射科
丁长伟	中国医科大学附属盛京医院放射科
范国光	中国医科大学附属第一医院放射科
侯　阳	中国医科大学附属盛京医院放射科
胡　奕	中国医科大学附属盛京医院放射科
黄立新	沈阳市第四人民医院放射科
李成博	中国医科大学附属第一医院放射科
李　建	中国医科大学附属第一医院放射科
林爱军	中国医科大学附属盛京医院放射科
林　楠	中国医科大学附属盛京医院放射科
牛　昊	沈阳市第四人民医院放射科
庞惠泽	中国医科大学附属第一医院放射科
王　慈	中国医科大学附属第一医院放射科
王　娜	中国医科大学附属第一医院放射科
王珊珊	中国医科大学附属第一医院放射科
王　玉	中国医科大学附属盛京医院放射科
王　悦	沈阳市第四人民医院放射科
吴佳栗	中国医科大学附属第一医院放射科
邢玉雪	中国医科大学附属第一医院放射科
杨华光	中国医科大学附属第一医院放射科
周　军	沈阳市第四人民医院放射科

第三版前言 》》》

  《影像鉴别诊断一目了然系列》（第三版），仍然按照影像学检查方法的不同分为《CT 鉴别诊断一点通》及《MRI 鉴别诊断一点通》两个分册。

  丛书从相似的好发部位、相近的病变特点等入手，以表格的形式将各种需要考虑的常见疾病及部分少见病、罕见病逐条列出，并梳理出诊断和鉴别诊断要点；同时，为了帮助读者更好地理解与掌握鉴别要点，笔者结合自身多年的临床工作经验逐一列出了每一种所需鉴别疾病的典型病例图片，使本丛书真正做到简明扼要、重点突出、图文并茂、一目了然等特点，便于增进疾病典型影像学特征的快速记忆、理解与把握，帮助拓展鉴别诊断思路、短期快速提高影像鉴别诊断水平。

  第三版在保留第二版图表与图片有机结合特色的基础上，做了如下一些调整：

  1. 对部分年代久远、欠清晰的图片进行了替换，补充了大量图像清晰的典型图片；

  2. 增补了一些已经应用于临床的新技术图片（如弥散加权图像）以便于读者更好地了解疾病的多模态影像学特征；

  3. 修正了部分疾病影像学鉴别要点不当之处。

  与第二版相比，在图片印刷质量上有了明显的提高，便于读者更好地观察病变的细微影像学特点，进一步增强其实用性。适合初中级影像科医生、影像专业本科生、研究生以及相关临床科室医生参考学习。

范国光

2018 年 4 月

目 录 >>>

第二部分　头与颈　　66

第六部分　腹部与盆腔　225

参考文献

第一部分

颅　脑 ▶▶▶

一、脑组织的 MRI 信号特点

1. 正常组织的信号特点

项目	脑白质	脑灰质	脑脊液	肌肉	脂肪	骨皮质	骨髓质	脑膜	血管
T_1 加权像（T_1WI）	白灰（较高）	灰（中等）	黑（低）	灰（中等）	白（高）	黑（低）	白（高）	黑（低）	流空（低）
T_2 加权像（T_2WI）	灰（中等）	灰白（较高）	白（高）	灰（中等）	白灰（较高）	黑（低）	灰（中等）	黑（低）	流空（低）

2. 病理组织的信号特点

项目	水肿	含水囊肿	瘤节	亚急性血肿	钙化	脂肪	胆固醇	三酰甘油
T_1WI	低	低	低	高	低	高	中、高	高
T_2WI	高	高	高	高	低	高	高	低

3. MRI 表现为高信号和低信号的组织

高信号（短 T_1、长 T_2）	低信号（长 T_1、短 T_2）
蛋白质	骨钙、铁
亚急性出血	急性出血
正铁血红蛋白	含铁血红素
脂肪	流空血管

二、脑疾病鉴别诊断

1. 脑实质异常信号与常见疾病

T_1WI	T_2WI	常见疾病
低信号	高信号	脑梗死、脑软化、脱髓鞘病变、脑肿瘤（包括转移瘤）
低信号	低信号	动脉瘤、动静脉畸形、烟雾病、肿瘤内血管、钙化、骨化
高信号	高信号	亚急性晚期脑出血、肿瘤内出血、脂肪性病变
高信号	低信号	亚急性早期脑出血、黑色素瘤、肿瘤卒中
混杂信号	混杂信号	动脉瘤、动静脉畸形伴血栓、部分脑肿瘤

2. 脑梗死、炎症及肿瘤的鉴别诊断

项目	脑梗死（图 1-2-1）	炎症（图 1-2-2）	脑肿瘤（图 1-2-3）
发病部位	脑血管分布区	脑实质	脑内任何部位
病灶形态	斑片状、三角形、扇形	多呈片状	形态多不规则
出血、坏死、囊变	脑梗死基础上可发生脑出血，晚期病灶囊变	可有点状、小片状出血	均可发生
信号特征	T_1WI 呈低信号，T_2WI 呈高信号，弥散加权成像（DWI）呈明显高信号	T_1WI 呈略低信号，T_2WI 呈高信号，边界模糊	信号变化较大，一般 T_1WI 呈稍低信号，T_2WI 呈稍高信号
灶周水肿	无或轻	无或轻	有，恶性者多较严重
占位效应	早期可有轻微占位效应	可有轻度占位效应	明显
强化特点	片状或脑回样强化	斑片状、线状或脑回状强化	多为环形、不规则明显强化
备注	—	临床上有突然高热症状	—

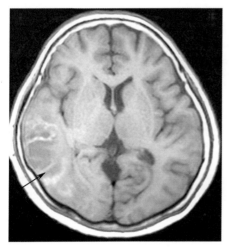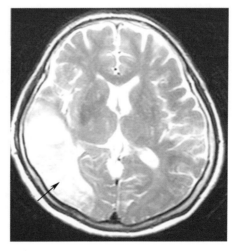

(A) 轴位 T_1WI (B) 轴位 T_2WI

图 1-2-1 脑梗死 MRI 表现

右侧颞叶、枕叶见大片状稍长 T_1、稍长 T_2 信号灶（→），边界不清，沿脑血管分布区走行分布，内信号不均，可见多发条片状 T_1WI 高信号影，右侧脑室后角略受压改变

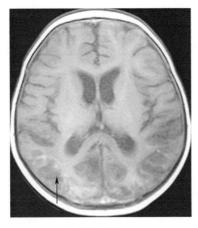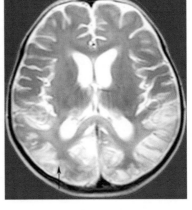

(A) 轴位 T₁WI　　　　　　(B) 轴位 T₂WI

图 1-2-2　脑内炎症 MRI 表现

双侧顶叶、颞叶、枕叶及右背侧丘脑多发斑片状长 T₁、长 T₂ 信号灶（→），局部病灶边界清晰，
边缘可见斑点状 T₁WI 高信号影，提示合并钙盐沉积，病灶不沿脑血管分布区走行分布

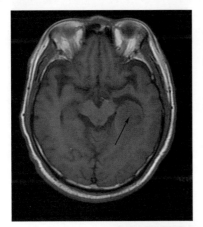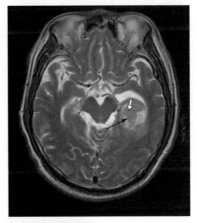

(A) 轴位 T₁WI　　　　　　(B) 轴位 T₂WI

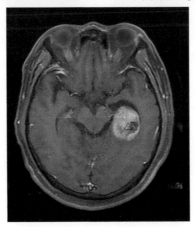

(C) 轴位 T₁WI增强扫描

图 1-2-3　室管膜瘤

左侧侧脑室下角团块状长 T₁、长 T₂ 信号影（→），其内见走行血管影（⇨），
增强扫描病灶明显强化，其内见斑片状无强化区（△）

3. 脑内与脑外肿瘤的鉴别诊断

项目	脑内肿瘤(图 1-2-3)	脑外肿瘤(图 1-2-4)
位置	主要部分位于脑实质内	表浅,可突入脑内或深入脑沟
与硬膜关系	多无关,少数窄基底相连	以广基底与硬膜相连
边缘	边界不清,与正常脑实质分界不清,多无假包膜征	边缘光滑,境界清楚,可见假包膜征
占位效应	脑回肿胀,无白质挤压或塌陷征	脑回移位,可见白质挤压或塌陷征
静脉窦闭塞	常无	常可使邻近静脉窦闭塞
骨质改变	一般无局部骨质改变	常伴有肿瘤局部骨质改变
增强	变化不定,可为结节状、环状,无脑膜尾征	通常为均匀显著强化,可见脑膜尾征

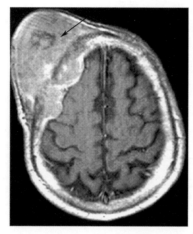 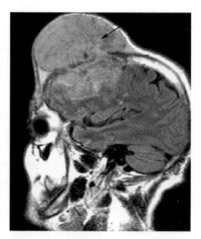

(A) 轴位 T_1WI 增强扫描　　　　(B) 矢状位 T_1WI 增强扫描

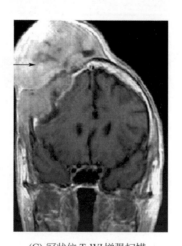

(C) 冠状位 T_1WI 增强扫描

图 1-2-4　脑膜瘤 MRI 表现

可见肿物突出脑外（→），并向脑内突入，呈广基底与硬膜相连，
可见脑膜尾征。邻近脑实质受侵破坏,脑实质受压。增强扫描明显强化

4. 各型脑水肿的鉴别诊断

项目	血管源性脑水肿 (图 1-2-5)	细胞毒性脑水肿 (图 1-2-6)	间质性脑水肿 (图 1-2-7)
疾病	脑肿瘤、出血、创伤或炎症等	急性期缺血性脑血管病	脑积水
机制	当毛细血管内皮细胞受损，血脑屏障发生障碍时，或新生毛细血管未建立血脑屏障时，血管通透性增加，血液中富含蛋白质的血浆大量渗入细胞外间隙	缺血数分钟后，神经细胞的三磷酸腺苷（ATP）生成明显减少，细胞膜的 ATP 依赖性钠-钾泵异常，钠在细胞内潴留，细胞内渗透压升高，细胞外间隙的水分子进入细胞内，从而造成细胞肿胀，细胞外间隙狭窄	脑积水造成脑室内压力升高，形成压力梯度，脑脊液透过室管膜进入脑室周围的白质内
分布	白质常较灰质更明显	累及灰质和白质	侧脑室周围的白质，或第三脑室周围
MRI 表现	常呈"手指状"分布，T_1WI 呈低信号，T_2WI 呈高信号	脑沟变窄，脑回肿胀、模糊，在液体衰减反转恢复序列（FLAIR）的 T_2WI 上可见皮质异常信号	T_1WI 呈略低信号，稍高于脑脊液信号，T_2WI 呈较高信号
DWI 表现	不呈高信号，表观弥散系数（ADC）常高于正常脑组织	呈高信号，ADC 明显降低	不表现为高信号，ADC 常轻度升高

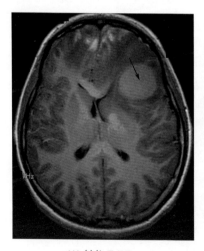

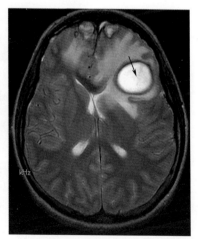

(A) 轴位 T_1WI　　　　　　　　　(B) 轴位 T_2WI

图 1-2-5　血管源性脑水肿 MRI 表现

外伤后脑内陈旧性血肿，病灶呈椭圆形 T_1WI、T_2WI 高信号灶（→），T_2WI 高信号周围有低信号含铁血黄素环围绕。病灶周围"手指状"包绕斑片状长 T_1、长 T_2 信号影，为血管源性水肿。邻近额叶脑沟内亦可见高信号出血灶

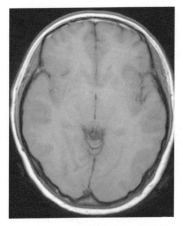
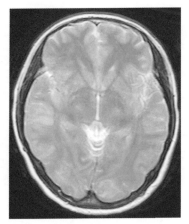

(A) 轴位 T₁WI (B) 轴位 T₂WI

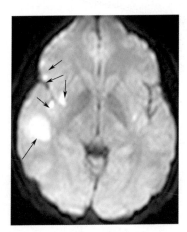

(C) 轴位DWI

图 1-2-6　细胞毒性脑水肿 MRI 表现

常规 T₁WI 及 T₂WI 显示右颞叶皮质及皮质下云絮状模糊长 T₁、长 T₂ 信号改变，局部脑回肿胀，边界不清。弥散加权成像（DWI）右颞叶片状高信号影显示清晰（→）

5. 脑积水与脑萎缩的鉴别诊断

项目	脑积水(图 1-2-7)	脑萎缩(图 1-2-8)
两侧脑室顶之间的夹角	缩小	扩大
侧脑室前角、后角	变圆钝	扩大,不圆钝
第三脑室	呈球形,前后壁上抬	扩大,不呈球形,前后壁无明显膨隆
视隐窝和漏斗隐窝	变钝、变浅或消失	较尖锐

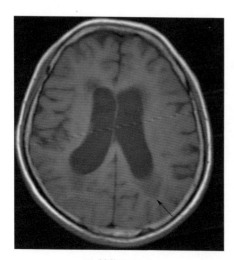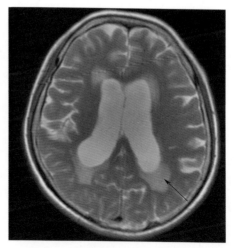

(A) 轴位T₁WI　　　　　　　　　　(B) 轴位T₂WI

图 1-2-7　间质性脑水肿 MRI 表现

双侧侧脑室明显扩张、圆钝，侧脑室前后角周围脑白质内可见斑片状长 T₁、长 T₂ 信号灶 （→）

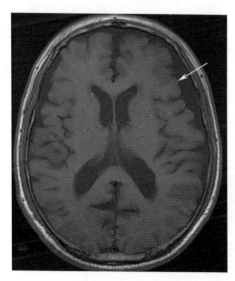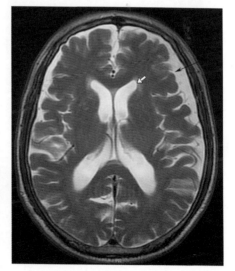

(A) 轴位T₁WI　　　　　　　　　　(B) 轴位T₂WI

图 1-2-8　脑萎缩 MRI 表现

侧脑室前角圆钝，双侧额部脑外间隙增宽 （→），脑叶体积减小；
T₂WI 示双侧侧脑室前后角旁见斑片状长 T₂ 信号为脑白质病变 （⇨）

6. 各级星形细胞瘤鉴别诊断

项目	Ⅰ级（图 1-2-9）	Ⅱ级（图 1-2-10）	Ⅲ级和Ⅳ级（图 1-2-11）
病理类型	纤维型及原浆型星形细胞瘤	星形母细胞瘤	多形性胶质母细胞瘤
良恶性	良性	偏良性	恶性
好发部位	大脑皮质和皮质下白质	有时可侵犯大脑深部	易穿越中线到对侧
边界	界限不清	界限不清	界限较清
出血、坏死、囊变	少见	可有小囊变、坏死，出血少见	可有大片出血、坏死及囊变
信号特征	T_1WI 多呈等或略低信号，T_2WI 呈高信号，信号均匀	T_1WI 多呈等或略低信号，T_2WI 呈高信号，如合并囊变，病灶内可见长 T_1、长 T_2 信号	混杂信号，T_1WI 以低信号为主，T_2WI 以高信号为主，内可见曲线状或圆点状低信号血管影
灶周水肿	大多无	大多无	明显
占位效应	轻度	轻至中度	中至重度
强化特点	大多无强化，少数囊壁轻度强化	环形强化，少数瘤壁结节状强化，甚至花环样强化	不规则环形强化或花环样强化
备注	—	—	水肿程度与肿瘤恶性程度无关

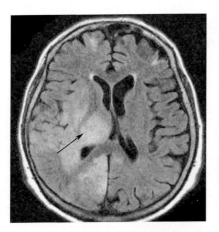

(A) 轴位 FLAIR

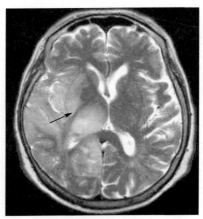

(B) 轴位 T_2WI

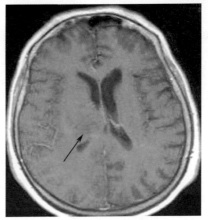

(C) 轴位 T_1WI 增强扫描

图 1-2-9　Ⅰ级星形细胞瘤（纤维型）MRI 表现

右侧颞叶、枕叶及丘脑可见斑片状长 T_2 信号灶（→），边界模糊，FLAIR 病灶显示清晰；增强扫描未见强化

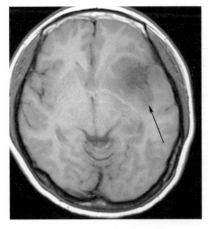

(A) 轴位 T₁WI

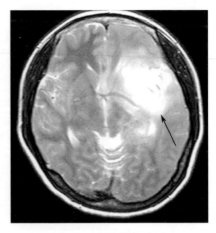

(B) 轴位 T₂WI

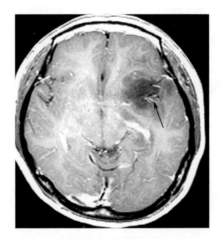

(C) 轴位 T₁WI 增强扫描

图 1-2-10　Ⅱ级星形细胞瘤 MRI 表现

左颞叶及部分岛叶可见弥漫性 T₁WI 低信号、T₂WI 高信号病灶（→），边界模糊。增强扫描病灶强化不明显。左侧侧脑室略受压，中线结构略向右侧偏移

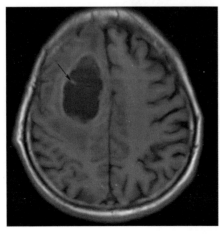

(A) 轴位T₁WI

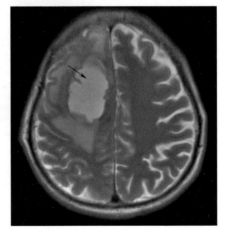

(B) 轴位T₂WI

图 1-2-11

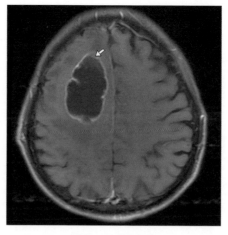

(C) 轴位T₁WI增强扫描

图 1-2-11 Ⅲ级星形细胞瘤 MRI 表现

右额顶叶可见囊实混合性占位（→），囊壁厚薄不均，灶周可见大片状水肿带围绕，
增强扫描呈环形状强化（⇨），壁结节不均匀强化

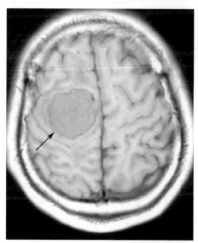

(A) 轴位 T₁WI

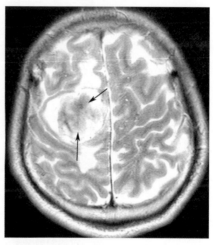

(B) 轴位 T₂WI

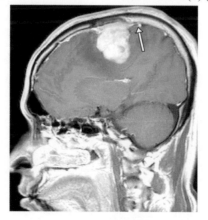

(C) 矢状位 T₁WI增强扫描

图 1-2-12 脑膜瘤 MRI 表现

右侧顶叶可见椭圆形肿块影（→），T₁WI、T₂WI与脑皮质信号相等，T₂WI内散在斑片状低信号灶，提示钙化，
灶周可见斑片状水肿带，邻近皮质受压呈扣压征改变；增强扫描明显均匀强化，邻近脑膜强化可见脑膜尾征（⇨）

7. 脑实质常见肿瘤的鉴别诊断

项目	脑膜瘤 （图 1-2-12）	少突胶质 细胞瘤 （图 1-2-13）	室管膜瘤 （图 1-2-14）	淋巴瘤 （图 1-2-15）	脑转移瘤 （图 1-2-16）	黑色素瘤 （图 1-2-17）	Sturge-Weber 综合征 （图 1-2-18）
临床特点	40～60 岁多见，较大者可出现颅内压增高症状	35～45 岁多见，以局灶性癫痫为首发症状	儿童多见，多跨脑室和脑实质生长	各年龄段均可发病，免疫缺陷者发病年龄低	中老年人多见，有原发病灶	40 岁左右多见，脑脊液可检出黑色素瘤细胞	常合并颜面部血管瘤、癫痫
好发部位	大脑凸面和矢状窦旁	额叶	颞叶、顶枕交界处	大脑半球深部近中线区	灰白质交界处	额叶灰白质交界处	顶枕部
囊变、坏死、出血	可见囊变、坏死	均少见	多见小囊变	少见	均常见	出血多见，坏死少见	无
钙化	点状、小片状、弥漫性	弯曲条带状	散在斑点状	少见	罕见	极少见	脑回状、弧形
瘤周水肿	不同程度	轻度或无	轻至中度	轻度	中重度	不同程度	无
占位效应	明显	较轻	明显	较轻	明显	不同程度	无
MRI 表现	球形或分叶状，T_1WI 和 T_2WI 与皮质信号相同，如伴钙化，信号不均匀	类圆形或椭圆形，T_1WI 呈低或等信号、T_2WI 呈高信号，钙化处均呈低信号	分叶状或不规则形，T_1WI 呈低或等信号，T_2WI 呈高或等信号，信号多较均匀	类圆形或分叶状，T_1WI 呈略低或等信号，T_2WI 呈等、低或略高信号	单发或多发圆形或类圆形灶，T_1WI 呈高信号，T_2WI 呈低信号，或 T_1WI 和 T_2WI 均为等信号	钙化部分呈脑回样低信号，局限性脑萎缩，深部静脉扩张迂曲，呈血管流空效应
强化特点	均匀或不均匀明显强化，可有脑膜尾征	无或轻度强化	中度均匀或不均匀强化	明显均匀强化或不均匀环形强化	结节状或环形强化，多伴壁结节样强化	均匀或环形明显强化	脑回样强化，脉络丛增大并强化
DWI 表现	高、低	稍高、高或等	低	高	高、低或混杂	高	—
磁共振波谱（MRS）表现	多数 Cho 峰升高，少数可见脂质峰或乳酸峰倒置	Cho 峰明显升高、NAA 峰降低，少数可见脂质峰及乳酸峰	—	Cho/Cr 及 Cho/NAA 降低，NAA 峰降低	NAA 峰无或显著下降，Cho 峰明显升高及 Cr 峰中度下降	—	

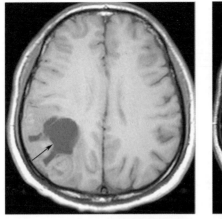
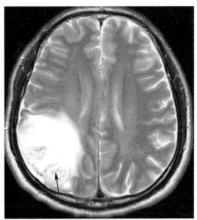

(A) 轴位 T₁WI

(B) 轴位 T₂WI

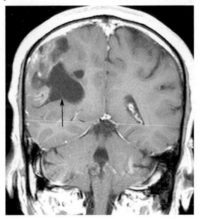

(C) 冠状位T₁WI增强扫描

图 1-2-13 少突胶质细胞瘤 MRI 表现

右侧顶叶、枕叶皮质下可见不规则长 T_1、长 T_2 信号灶（→），边界尚清楚，其内可见囊变区，
周围可见水肿带环绕。右侧脑室稍受压。增强后病灶可见轻度强化，囊性区未见强化

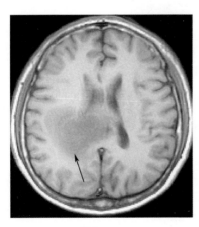
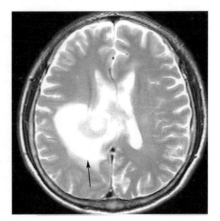

(A) 轴位T₁WI　　　　　　　　**图 1-2-14**　　　　　　　　(B) 轴位T₂WI

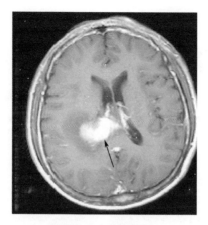

(C) 轴位 T₁WI 增强扫描

图 1-2-14　室管膜瘤 MRI 表现

右侧脑室三角区可见不规则团块状长 T₁、长 T₂ 肿块影（→），跨脑室向脑实质内生长，
灶周可见斑片状水肿带，增强扫描明显强化

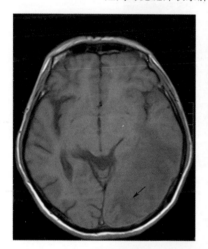

(A) 轴位T₁WI

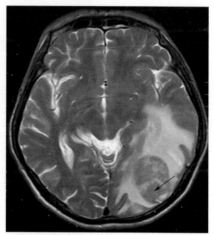

(B) 轴位T₂WI

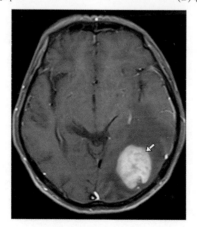

(C) 轴位T₁WI增强

图 1-2-15　淋巴瘤 MRI 表现

左侧枕叶不规则混杂长 T₁、等 T₂ 信号改变（→），灶周可见大片状水肿带围绕；
增强扫描病灶明显均匀强化（⇨）

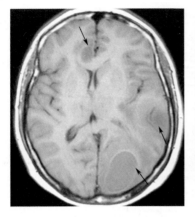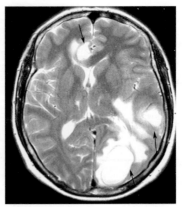

(A) 轴位 T₁WI   (B) 轴位 T₂WI

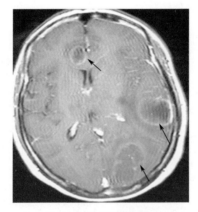

(C) 轴位 T₁WI增强扫描

图 1-2-16　脑转移瘤 MRI 表现

左侧枕叶、颞叶及右侧额叶可见多个大小不等长 T₁、长 T₂ 信号类圆形病灶（→），边界较清楚。肿物周边可见片状水肿带。左侧脑室受压改变，中线结构略右偏。增强后病灶实质部分及囊壁强化

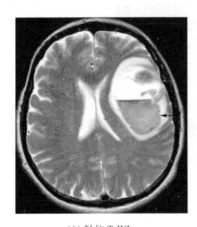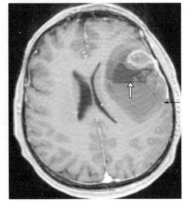

(A) 轴位 T₂WI   (B) 轴位 T₁WI增强扫描

图 1-2-17　黑色素瘤 MRI 表现

左侧额叶可见巨大椭圆形病灶（→），其内可见液-液平面（⇨），T₂WI 液面下低信号提示出血。灶周围绕条带状水肿带。病灶前方可见 T₂WI 低信号结节，增强扫描环形强化并与邻近异常强化脑膜相连

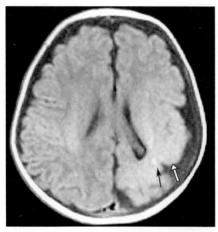

(A) 轴位 T₁WI

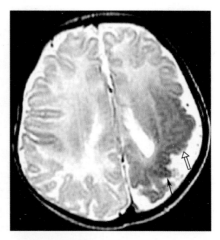

(B) 轴位 T₂WI

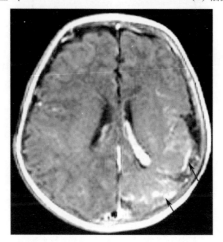

(C) 轴位 T₁WI增强扫描

图 1-2-18　Sturge-Weber 综合征 MRI 表现

左侧大脑半球脑叶萎缩，脑外间隙增宽（⇨），左侧大脑半球皮质及
皮质下条带状 T₁WI 高信号、T₂WI 低信号改变（→），增强扫描左侧
大脑半球顶叶、枕叶脑回样强化，左侧脉络丛增大并明显强化

8. 鞍区常见囊性病变的鉴别诊断

项目	囊性垂体瘤 （图 1-2-19）	空泡蝶鞍 （图 1-2-20）	垂体脓肿 （图 1-2-21）	Rathke 囊肿 （图 1-2-22）	表皮样囊肿 （图 1-2-23）
部位	鞍内	鞍内	鞍内及鞍上	鞍内和（或）鞍上	鞍上池
形态	圆形或类圆形	无边界	类圆形	类圆形	多分叶状,有"见缝就钻"的特点
垂体	囊性	受压变扁	显示不清	受压变扁	显示良好

项目	囊性垂体瘤 (图 1-2-19)	空泡蝶鞍 (图 1-2-20)	垂体脓肿 (图 1-2-21)	Rathke 囊肿 (图 1-2-22)	表皮样囊肿 (图 1-2-23)
信号特征	大多长 T_1、长 T_2 信号,合并出血时可呈短 T_1、短 T_2 信号改变	长 T_1、长 T_2 信号,与脑脊液信号相似	多呈长 T_1、长 T_2 信号,少数 T_1WI 呈等或高信号	囊性长 T_1、长 T_2 信号,T_1WI 也可呈高信号	长 T_1、长 T_2 信号
邻近骨质	蝶鞍扩大,鞍底骨质可吸收变薄	蝶鞍扩大,骨质受压	蝶鞍骨质侵蚀	蝶鞍一般不扩大,鞍底双边或骨质侵蚀	蝶鞍不扩大,鞍区骨质可有缺损
强化特点	囊壁强化	无强化	环形强化,周围海绵窦、脑膜、蝶窦及神经均有强化	无强化,如边缘有强化,可能为受压的垂体组织	无强化
备注	—	—	有发热等症状	—	—

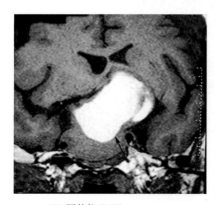
(A) 冠状位 T_1WI

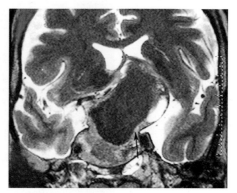
(B) 冠状位 T_2WI

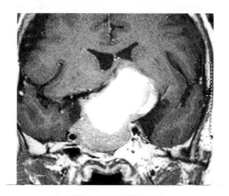
(C) 冠状位 T_1WI增强扫描

图 1-2-19 囊性垂体瘤 MRI 表现

鞍区扩大,可见软组织信号肿块影 (→),其内可见 T_1WI 高信号、T_2WI 低信号灶,提示囊腔内出血;增强扫描实质部分及囊壁强化,囊内未见强化

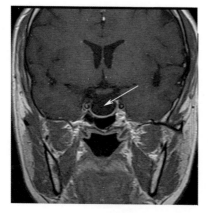
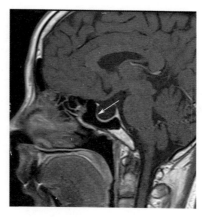

(A) 冠状位 T₁WI   (B) 矢状位 T₁WI

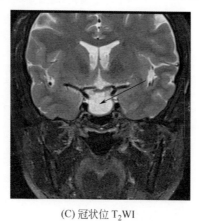

(C) 冠状位 T₂WI

图 1-2-20　空泡蝶鞍 MRI 表现

蝶鞍扩大，鞍底下陷，垂体窝内可见类圆形长 T₁、长 T₂ 信号影（→），
信号与脑脊液信号相似，垂体受压、均匀变薄

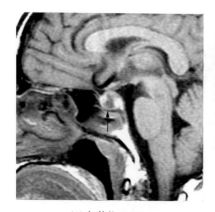
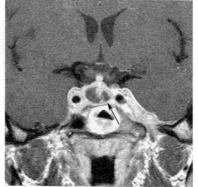

(A) 矢状位 T₁WI   (B) 冠状位 T₁WI 增强扫描

图 1-2-21　垂体脓肿 MRI 表现

垂体区可见囊性 T₁WI 低信号灶（→），边缘包绕高信号囊壁，增强扫描囊
壁明显强化（→），邻近海绵窦及左侧颞部硬膜受累，增厚并明显强化

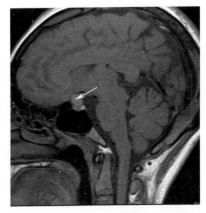

(A) 矢状位 T₁WI

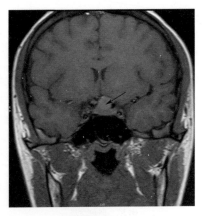

(B) 冠状位 T₁WI

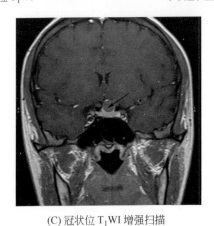

(C) 冠状位 T₁WI 增强扫描

图 1-2-22 Rathke 囊肿 MRI 表现

垂体上缘可见椭圆形稍短 T₁、稍长 T₂ 信号影，邻近垂体弧形受压（→）；
增强扫描病变未见强化，邻近垂体条带状明显强化

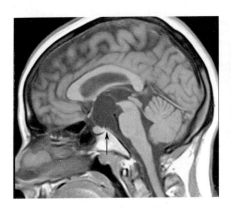

(A) 矢状位 T₁WI

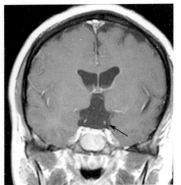

(B) 冠状位 T₁WI 增强扫描

图 1-2-23 表皮样囊肿 MRI 表现

鞍上池囊性扩大，可见分叶状长 T₁ 信号灶（→），与脑脊液信号相似，增强扫描未见强化

9. 鞍区常见实性病变的鉴别诊断

项目	垂体腺瘤 (图 1-2-24)	颅咽管瘤 (图 1-2-25)	生殖细胞瘤 (图 1-2-26)	脑膜瘤 (图 1-2-27)	胶质瘤 (图 1-2-28)	动脉瘤 (图 1-2-29)
好发年龄	25～60 岁	儿童、青少年	儿童、青少年	40～60 岁	20～40 岁	30～40 岁
好发部位	鞍内,可向鞍上生长	多位于鞍上,可向鞍内生长	鞍上池、漏斗部近端	多位于鞍上,亦可累及鞍内	视交叉、垂体柄或第三脑室前部	鞍内或鞍旁
病灶形态	圆形或类圆形,可见束腰征	类圆形或分叶状,多为囊性或囊实性	多为圆形、类圆形,较大者可分叶,大者如拳头	多为圆形或类圆形	多为不规则形或球形	圆形,光滑
钙化	少见	多见,壳样或斑点状	钙化少见	多见,沙粒样	少见,大片状	少见,位于边缘
垂体	消失	存在	存在	存在	存在	存在
邻近骨质	蝶鞍扩大,鞍底骨质吸收或破坏	无蝶鞍扩大,部分出现受压吸收改变	无蝶鞍扩大,骨质多无变化	向鞍内生长时,可引起蝶鞍扩大,邻近骨质增生硬化	无蝶鞍扩大,骨质多无变化	无蝶鞍扩大,骨质多无变化
与鞍周结构关系	常包绕颈内动脉海绵窦段,较大时可致第三脑室受压	易致第三脑室受压	可侵犯视交叉、下丘脑,出现相应临床症状	可沿脑膜生长,可致第三脑室受压	多沿视路生长,累及视神经或生长至脚间池处	可压迫海绵窦,破裂时引起蛛网膜下腔出血
信号特征	长 T_1、长 T_2 信号,可合并坏死、囊变、出血	囊性者多呈短 T_1、长 T_2 信号,代表其内蛋白含量增多;实性者呈稍长 T_1、稍长 T_2 信号	T_1WI 和 T_2WI 可呈等信号,较大者呈长 T_1、长 T_2 信号	信号强度与脑灰质相似	多为长 T_1、长 T_2 信号	有流空信号
强化特点	明显,实质部分均匀强化,伴卒中时强化不均	明显,边缘或实质强化	一般明显均匀强化	明显均匀强化,可见"脑膜尾征"	恶性时环状、花环样强化	多明显强化,瘤内有血栓时强化不均匀
备注	—	—	易通过脑脊液种植播散,对放疗极为敏感	—	—	CT 血管成像(CTA)或磁共振血管成像(MRA)显示载瘤动脉可确定诊断

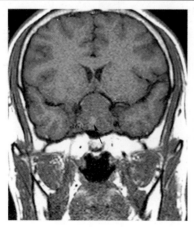

(A) 冠状位 T_1WI

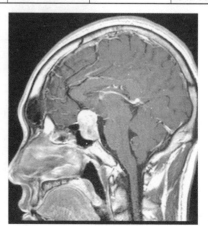

(B) 矢状位 T_1WI 增强扫描

图 1-2-24

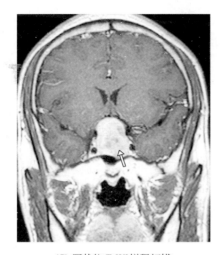

(C) 冠状位 T₁WI 增强扫描

图 1-2-24　垂体腺瘤伴卒中 MRI 表现

垂体区见一葫芦状肿块影（→），T₁WI 以等信号为主，内部见斑片状不规则高信号（→）。肿块向上突入第三脑室。视交叉明显受压上抬，垂体柄未见显示，两侧海绵窦包绕。增强扫描示肿块不均匀强化，内可见低强化区（⇨）

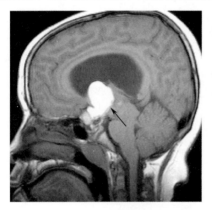

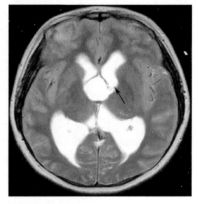

(A) 矢状位 T₁WI　　　　　　　　　(B) 轴位 T₂WI

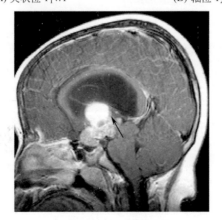

(C) 矢状位 T₁WI 增强扫描

图 1-2-25　颅咽管瘤 MRI 表现

鞍上区可见不规则混杂信号肿块影（→），以 T₁WI、T₂WI 高信号灶为主，其内可见液-液平面；边缘围绕实性软组织信号影；增强扫描实性部分及囊壁明显不均匀强化，囊性部分未见强化。邻近垂体受压、变薄

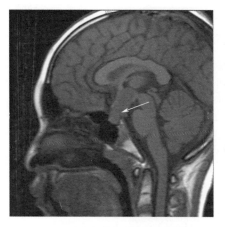

(A) 矢状位 T₁WI

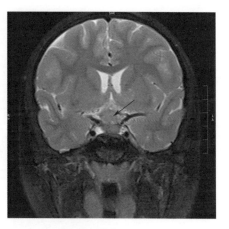

(B) 冠状位 T₂WI

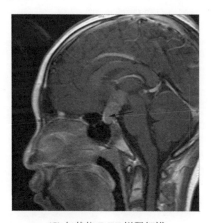

(C) 矢状位 T₁WI 增强扫描

图 1-2-26　生殖细胞瘤 MRI 表现

鞍区可见向鞍上生长椭圆形稍长 T₁、等 T₂ 信号肿块影（→），上达第三脑室，内信号不均，增强扫描明显均匀强化

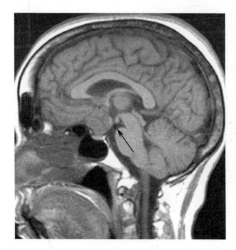

(A) 矢状位 T₁WI

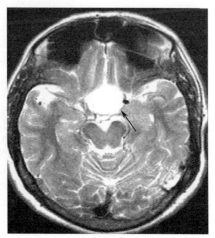

(B) 轴位 T₂WI

图 1-2-27

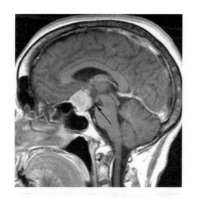

(C) 矢状位 T₁WI 增强扫描

图 1-2-27　脑膜瘤 MRI 表现

鞍上区可见分叶状等 T₁、稍长 T₂ 信号灶（→），边界清晰，邻近正常
垂体显示完好，增强扫描明显均匀强化，可见"脑膜尾征"

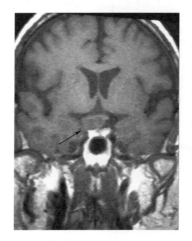

(A) 冠状位 T₁WI

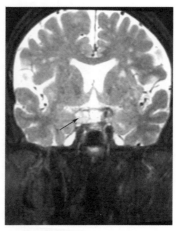

(B) 冠状位 T₂WI

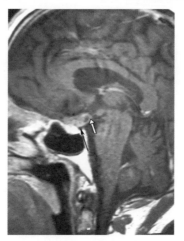

(C) 矢状位 T₁WI 增强扫描

图 1-2-28　胶质瘤 MRI 表现

T₁WI 及 T₂WI 显示垂体上方不规则等 T₁、略长 T₂ 信号影（→），垂体柄被肿块包绕；增强扫描显示病灶
不均匀强化，其内可见小囊状未强化信号（⇨），邻近正常垂体显示完好

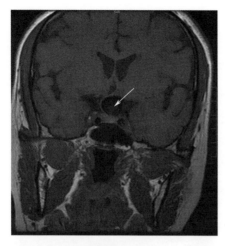

(A) 冠状位 T_1WI

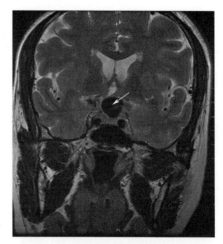

(B) 冠状位 T_2WI

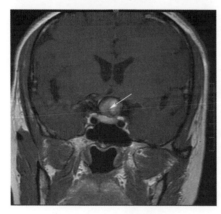

(C) 冠状位 T_1WI 增强扫描

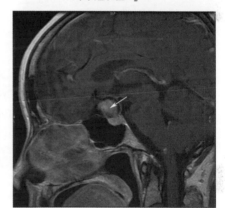

(D) 矢状位 T_1WI 增强扫描

图 1-2-29　动脉瘤 MRI 表现

鞍上可见类圆形肿块，边界清晰，呈长 T_1、短 T_2 信号改变（→），

边缘可见环状低信号，增强后中心明显强化（→）

10. 桥小脑角区肿瘤的鉴别诊断

项目	听神经瘤 （图 1-2-30）	脑膜瘤 （图 1-2-31）	三叉神经瘤 （图 1-2-32）	胆脂瘤 （图 1-2-33）
部位	以内听道为中心	桥小脑角区	桥小脑角前方	桥小脑角区
病灶形态	分叶状或不规则形	圆形或半球形	哑铃状	分叶状或不规则形,有匍行生长的特点
内听道	扩大	一般无扩大	无扩大	无扩大
邻近骨质	内听道骨质吸收	邻近骨质可有增生改变	肿瘤侧颞骨可破坏	无明显变化
钙化	少见	多见,沙粒样	少见	少见,壳状
信号特点	T_1WI 略低或等信号,T_2WI 较高信号,囊变时呈更长 T_1、长 T_2 信号	T_1WI 略低或等信号,T_2WI 等或稍高信号,信号强度与脑灰质相似	T_1WI 低信号,T_2WI 稍高信号,囊变多见,呈长 T_1、长 T_2 信号	T_1WI 多数低信号,少数高信号,T_2WI 明显高信号,DWI 信号增强
强化特点	实质部分明显强化,听神经强化	明显均匀强化,有脑膜尾征	实质部分均匀强化	一般无强化
备注	—	强化最明显	—	—

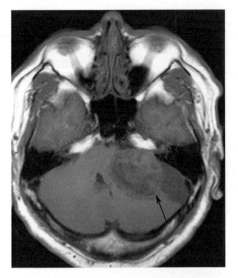

(A) 轴位 T₁WI

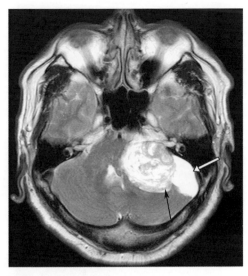

(B) 轴位 T₂WI

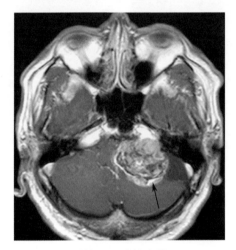

(C) 轴位 T₁WI增强扫描

图 1-2-30　听神经瘤 MRI 表现

左侧桥小脑角区可见类圆形占位病变（→），T₁WI 为等低混杂信号，
T₂WI 为高信号为主的混杂信号，病变位于脑外硬膜下，周围可见
水肿带（⇨），左侧小脑半球及脑干受压右移，第四脑室受压变窄，
第三脑室及双侧侧脑室扩张。病变与左侧内听道及硬膜关系
紧密。增强扫描显示病变明显不均匀强化

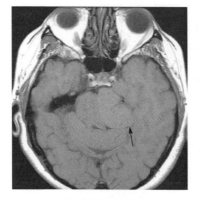 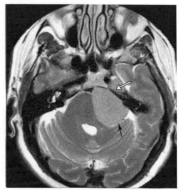

(A) 轴位 T₁WI   (B) 轴位 T₂WI

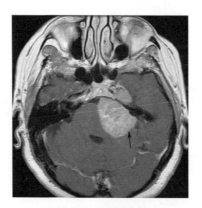

(C) 轴位 T₁WI增强扫描

图 1-2-31 脑膜瘤 MRI 表现

左侧桥小脑角区可见类圆形占位病变（→），T₁WI、T₂WI与脑灰质信号相近，邻近脑干受压，增强后可见明显强化。左侧岩骨尖同时受累（⇨）

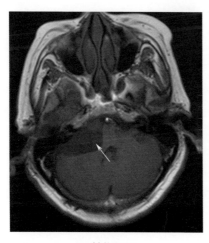 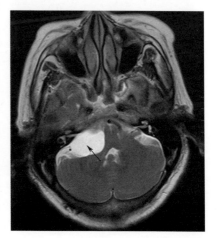

(A) 轴位T₁WI   (B) 轴位T₂WI

图 1-2-32

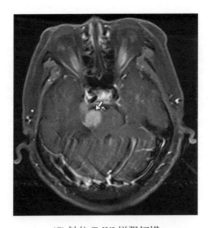

(C) 轴位 T$_1$WI 增强扫描

图 1-2-32　三叉神经瘤 MRI 表现

右侧中后颅窝三叉神经走行区可见哑铃状长 T$_1$、长 T$_2$ 信号肿块影（→），
跨脑叶生长，增强扫描明显强化（⇨）。邻近脑干、小脑受压变形

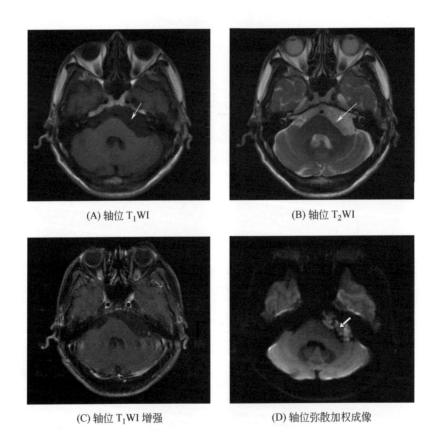

(A) 轴位 T$_1$WI

(B) 轴位 T$_2$WI

(C) 轴位 T$_1$WI 增强

(D) 轴位弥散加权成像

图 1-2-33　胆脂瘤 MRI 表现

左侧桥小脑角区可见不规则长 T$_1$、长 T$_2$ 信号影（→），增强扫描未见明显强化。
弥散加权成像信号明显增高（⇨），提示高蛋白分子异常积聚弥散受限

11. 后颅窝常见肿瘤的鉴别诊断

项目	血管母细胞瘤 (图 1-2-34)	毛细胞型星形细胞瘤 (图 1-2-35)	囊性转移瘤 (图 1-2-36)	脑脓肿 (图 1-2-37)	蛛网膜囊肿 (图 1-2-38)	皮样囊肿 (图 1-2-39)
好发年龄	30~40 岁	儿童	中老年人	儿童或青少年	各年龄段均可	30~40 岁
好发部位	小脑半球	小脑半球或蚓部	小脑半球	小脑半球	多见于枕大池	居中线部位，后颅窝、脊柱
病灶形态	囊腔结节型多见，实质型少见	类圆形，囊性，附壁结节通常较大	常多发，类圆形，囊壁厚薄不均，可有壁结节	类圆形，囊壁光滑，厚薄均匀，无壁结节	类圆形或椭圆形，囊壁薄	圆形、椭圆形
水肿	无	无或轻微	明显	明显	无	无
信号特征	T_1WI 低或等信号，T_2WI 略高或高信号，壁结节呈等 T_1、稍长 T_2 信号	囊性部分呈长 T_1、长 T_2 信号，实性部分呈等信号	囊腔呈长 T_1、长 T_2 信号，DWI 呈低信号，囊壁呈等信号	囊腔呈长 T_1、长 T_2 信号，急性期 DWI 呈高信号；MRS 有特征性氨基酸波	均匀长 T_1、长 T_2 信号，与脑脊液信号相同	多数 T_1WI 和 T_2WI 均呈高信号，少数呈不均匀信号
强化特点	壁结节显著强化，可见粗大引流血管	壁结节强化	囊壁及结节明显强化	脓肿壁呈环形强化	无强化	少数囊壁强化

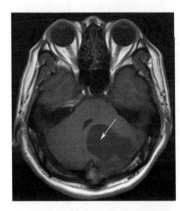
(A) 轴位 T_1WI

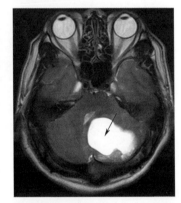
(B) 轴位 T_2WI

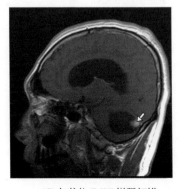
(C) 矢状位 T_1WI 增强扫描

图 1-2-34 血管母细胞瘤 MRI 表现

左侧小脑半球可见长 T_1、长 T_2 囊性信号影 (→)，囊壁可见结节状软组织信号灶，
周围淡片状水肿带；增强扫描囊性成分未见强化，壁结节可见明显均匀强化 (⇨)

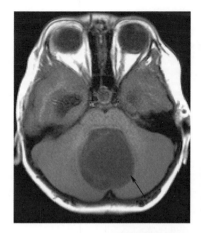
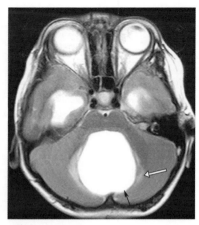

(A) 轴位 T₁WI   (B) 轴位 T₂WI

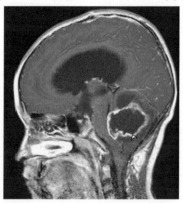

(C) 矢状位 T₁WI增强扫描

图 1-2-35　毛细胞型星形细胞瘤 MRI 表现

小脑蚓部可见囊实性混杂信号影（→），以囊性病变为主，周围斑片状水肿带（⇨），第四脑室受压变窄、幕上脑室扩张、积水，小脑扁桃体下疝，增强扫描囊壁环形强化（▷）

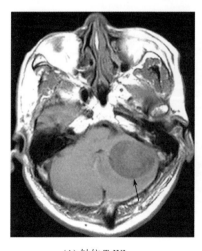
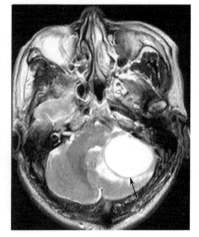

(A) 轴位 T₁WI   (B) 轴位 T₂WI

图 1-2-36

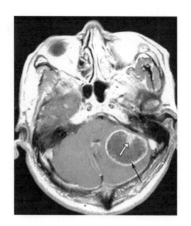

(C) 轴位 T$_1$WI增强扫描

图 1-2-36 囊性转移瘤 MRI 表现

左侧小脑半球可见长 T$_1$、长 T$_2$ 囊性信号影（→），可见 T$_2$WI 等信号囊壁，周围斑片状水肿带；增强扫描
囊性成分未见强化，囊壁环形强化（→），内壁不光整，可见壁结节强化（⇨）。病理证实为肺腺癌脑转移

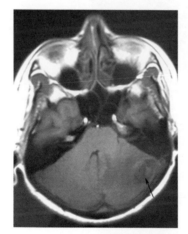

(A) 轴位 T$_1$WI

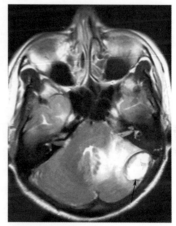

(B) 轴位 T$_2$WI

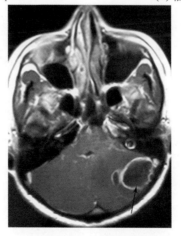

(C) 轴位 T$_1$WI增强扫描

图 1-2-37 脑脓肿 MRI 表现

左侧小脑半球可见类圆形长 T$_1$、长 T$_2$ 信号影（→），T$_2$WI病变周围呈环形低信号环围绕，
周围可见不规则水肿带。增强扫描呈环形强化，内壁光整，灶周亦可见小环形强化灶

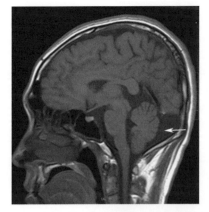

(A) 矢状位 T_1WI

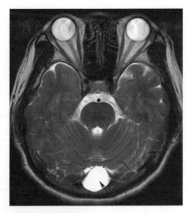

(B) 轴位 T_2WI

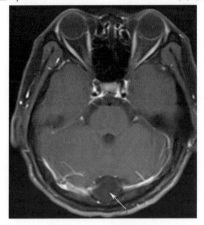

(C) 轴位 T_1WI 增强扫描

图 1-2-38 蛛网膜囊肿 MRI 表现

T_1WI 及 T_2WI 显示后颅窝枕大池可见长 T_1、长 T_2 信号影（→），边界清楚，邻近脑实质略受压；增强扫描未见强化（→）

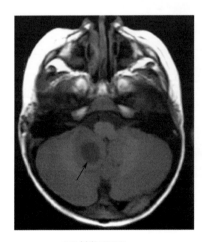

(A) 轴位 T_1WI

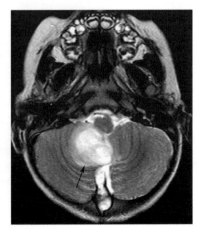

(B) 轴位 T_2WI

图 1-2-39

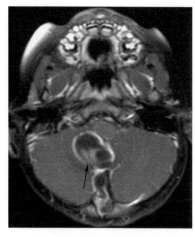 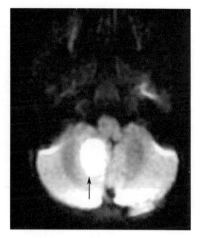

(C) 轴位 T₁WI 增强扫描　　　　　　　(D) DWI

图 1-2-39　皮样囊肿合并感染 MRI 表现

右侧小脑半球可见椭圆形囊性信号灶（→），囊壁较厚，边缘模糊，囊内
信号不均，T₂WI 呈混杂信号改变，增强扫描花环样强化，
DWI 信号明显增强，提示高蛋白分子异常积聚弥散受限

12. 松果体区肿瘤的鉴别诊断

项目	正常松果体 （图 1-2-40）	松果体瘤 （图 1-2-41）	生殖细胞瘤 （图 1-2-42）	畸胎瘤 （图 1-2-43）	表皮样囊肿 （图 1-2-44）
临床特点	无症状	早期无症状，晚期颅内高压症状	Parinaud 综合征和性早熟	内分泌紊乱症状，如性早熟	晚期颅内压增高症状
病灶形态、大小	椭圆形多见，小于 10mm	类圆形或分叶状，病灶较小	多圆形、类圆形，较大者可分叶，大者如拳头	多为圆形，较大	多分叶状
出血、囊变、坏死	正常松果体可呈囊性	少见	均可见	可见出血、囊变	本身多呈囊性
钙化	14 岁以前松果体很少钙化	少见	本身钙化少见，松果体钙化多见	多见	少见
信号特征	囊变时呈长 T₁、长 T₂ 信号，后者高于脑脊液信号	T₁WI 呈等或略高信号，T₂WI 呈略高信号	T₁WI 呈等或略低信号，T₂WI 多呈低信号	T₁WI 呈低、等、高混杂信号，T₂WI 呈高、等、低混杂信号	T₁WI 呈低信号，T₂WI 信号高于脑脊液
强化特点	无强化	多数轻至中度强化，少数明显强化	一般明显均匀强化	不均匀强化	囊内无强化，少数囊壁轻度强化
备注	—	—	易通过脑脊液种植播散，对放疗极为敏感	—	—

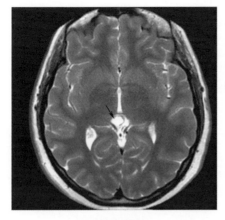
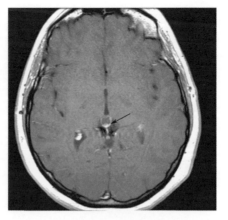

(A) 轴位 T$_2$WI　　　　　　　　　(B) 轴位 T$_1$WI增强扫描

图 1-2-40　正常松果体囊性变 MRI 表现

松果体区可见囊性信号灶（→），边界清晰，直径小于 1cm，增强扫描未见强化

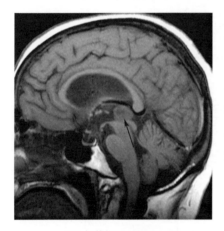
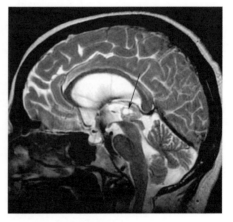

(A) 矢状位 T$_1$WI　　　　　　　　　(B) 矢状位 T$_2$WI

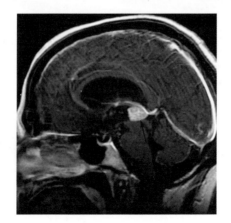

(C) 矢状位 T$_1$WI增强扫描

图 1-2-41　松果体瘤 MRI 表现

松果体区可见椭圆形囊实性肿块影（→），边界清，呈长 T$_1$、长 T$_2$ 信号改变（→），
增强扫描实性部分明显强化（→）

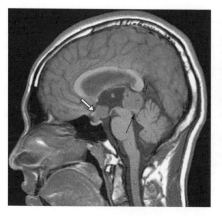
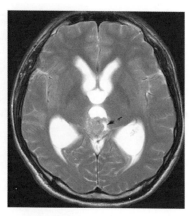

(A) 矢状位 T$_1$WI　　　　　　　　　　(B) 轴位 T$_2$WI

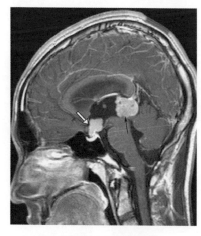

(C) 矢状位 T$_1$WI增强扫描

图 1-2-42　生殖细胞瘤 MRI 表现

松果体区可见棱形软组织信号肿块影（→），呈 T$_1$WI、T$_2$WI 稍低信号改变，增强扫描明显强化，中脑导水管受压、狭窄，幕上脑室系统扩张。同时鞍上亦可见类似信号结节影（⇨），增强扫描明显强化

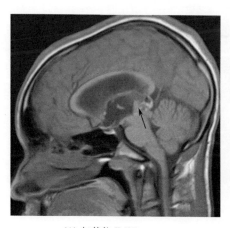
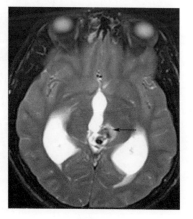

(A) 矢状位 T$_1$WI　　　　　　　　　　(B) 轴位 T$_2$WI

图 1-2-43

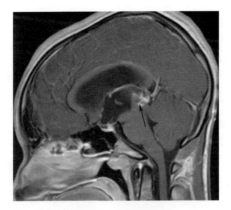

(C) 矢状位 T₁WI 增强扫描

图 1-2-43　畸胎瘤 MRI 表现

松果体区可见不规则混杂信号肿块影（→），T₁WI 以高信号为主；T₂WI 以低信号为主，增强扫描明显不均匀强化，中脑导水管受压、狭窄，幕上脑室系统扩张

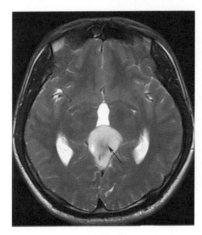

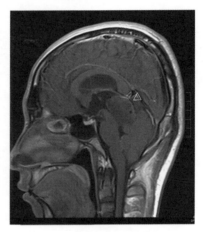

(A) 轴位 T₂WI　　　　　　　　　(B) 矢状位 T₁WI 增强扫描

图 1-2-44　松果体表皮样囊肿 MRI 表现

松果体区可见不规则团块状长 T₂ 信号灶（→），病灶边界清晰，向后下方压迫小脑；增强扫描囊壁轻度强化（△）

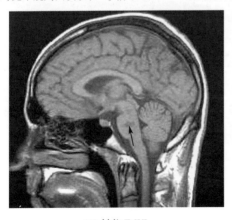

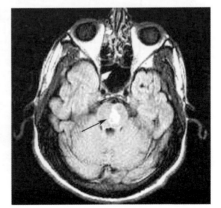

(A) 轴位 T₂WI　　　　　　　　　(B) 轴位 FLAIR

图 1-2-45　脑干梗死 MRI 表现

左侧脑干内可见斑片状长 T₁、长 T₂ 信号灶（→），FLAIR 病灶显示清晰

13. 脑干疾病的鉴别诊断

项目	脑干梗死 (图 1-2-45)	脱髓鞘病变 (图 1-2-46)	炎症 (图 1-2-47)	胶质瘤 (图 1-2-48)	转移瘤 (图 1-2-49)
发病特点	中老年居多,常伴高血压和糖尿病,病变较局限,多为单侧性,可多发	多由免疫抑制、病毒感染、营养障碍、缺氧引起;可单发也可多发,如多发性硬化	青壮年多见,常双侧对称发病,多与脑白质及深部核团共同发病,较少合并灰质发病	儿童多见,单侧发病,病程缓慢,临床症状进行性加重	中老年人居多,有原发肿瘤病史,常合并脑内转移
信号特征、形态	腔隙状、小斑片状长 T_1、长 T_2 信号	小斑片状长 T_1、长 T_2 信号	斑片状长 T_1、长 T_2 信号	肿块状长 T_1、长 T_2 信号	呈结节状长 T_1、长 T_2 信号,合并出血呈短 T_2 信号
灶周水肿	无	无	无	多伴有	明显
占位效应	轻度	无	无	有	有
强化特点	斑片状或环形强化	病灶边缘强化或片状强化	多无强化	多呈肿块状轻度强化	明显结节状或环形强化
椎-基底动脉 MRA	多异常	无异常	无异常	无异常或受压移位	无异常或受压移位
激素治疗	无效	有效	有效	无效	无效

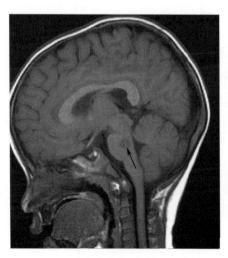

(A) 矢状位 T_1WI

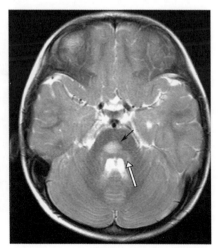

(B) 轴位 T_2WI

图 1-2-46

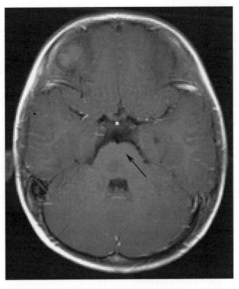

(C) 轴位 T₁WI增强扫描

图 1-2-46 脑干脱髓鞘病变 MRI 表现

脑干内可见小斑片状长 T₁、长 T₂ 信号灶（→），病灶边界模糊，

双侧桥臂受累（⇨），增强扫描未见强化

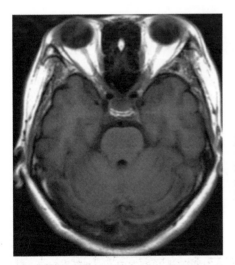

(A) 轴位 T₁WI

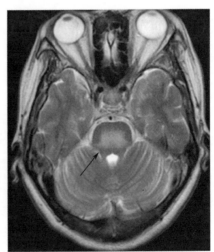

(B) 轴位 T₂WI

图 1-2-47 脑干脑炎 MRI 表现

脑干内可见斑片状长 T₂ 信号，边界模糊（→），T₁WI 病灶显示不清，受累脑干无肿胀

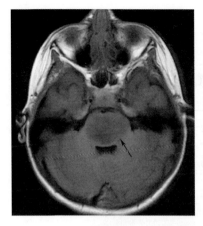 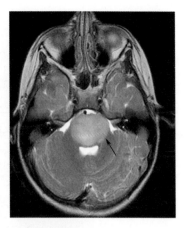

(A) 轴位 T₁WI   (B) 轴位 T₂WI

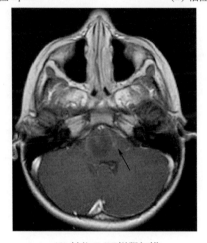

(C) 轴位 T₁WI 增强扫描

图 1-2-48 脑干胶质瘤 MRI 表现

脑干膨胀增粗，可见长 T₁、长 T₂ 信号肿块影（→），边界清晰，第四脑室受压，增强扫描边缘轻微强化

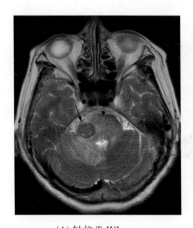 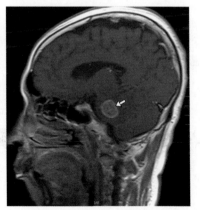

(A) 轴位 T₂WI   (B) 矢状位 T₁WI 增强扫描

图 1-2-49 脑干转移瘤 MRI 表现

脑干明显肿胀，右侧桥臂可见类圆形结节状短 T₂ 信号影（→），
增强扫描可见环形强化（⇨），周围可见大片水肿带

14. 先天性髓鞘病变的鉴别诊断

项目	异染性脑白质营养不良 （图 1-2-50）	球形细胞脑白质营养不良 （图 1-2-51）	肾上腺脑白质营养不良 （图 1-2-52）	佩-梅病 （图 1-2-53）	海绵变性性脑病 （图 1-2-54）	亚历山大病 （图 1-2-55）
病因	溶酶体系统缺乏硫酸酯酶	β-半乳糖苷酶缺乏	性连隐性遗传病	髓鞘甘油磷脂代谢酶缺乏	性连隐性遗传病	病因不明
发病部位	婴儿型弥漫性分布，成人型以额叶、顶叶、枕叶白质为著，弓状纤维不受累	大脑、小脑、脑干、脊髓白质均受累，弓状纤维不受累	枕叶、顶叶、颞叶白质，弓状纤维不受累	大脑及小脑白质，婴儿、少年以脑萎缩为主，成人以脱髓鞘为主，弓状纤维不受累	皮质深层和白质浅层，弓状纤维受累，婴幼儿表现为巨脑回	主要位于额叶脑白质，少数以小脑为主或病灶局限在脑室旁，婴儿可有巨脑回
信号特征	双侧对称性弥漫分布的长 T_1、长 T_2 信号；脑室扩大	脑室周围及半卵圆中心区脑白质呈长 T_1、长 T_2 信号	枕叶、顶叶、颞叶及小脑均呈长 T_1、长 T_2 信号	大脑及小脑白质明显长 T_1、长 T_2 信号，少数病人丘脑与豆状核出现短 T_2 信号	弥漫对称性长 T_1、长 T_2 信号	额叶脑白质长 T_2 信号，少年型可见侧脑室及第三脑室显著扩大
备注	—	临床特点为头小，视神经萎缩	显著特点是病变发展由后向前	—	—	—

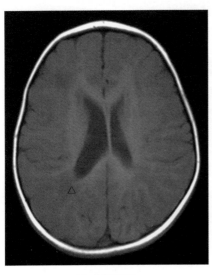

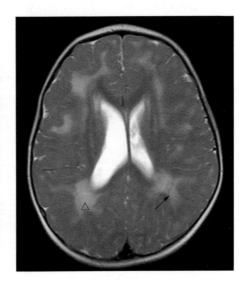

(A) 轴位T_1WI　　　　　　　(B) 轴位T_1WI

图 1-2-50　异染性脑白质营养不良 MRI 表现

双侧侧脑室旁白质内呈对称性稍长 T_1、长 T_2 信号灶（△），右侧侧脑室扩大。皮层下弓状纤维未受累（→）

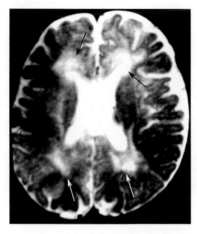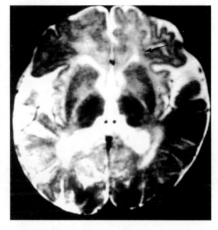

(A) 轴位 T₂WI　　　　　　　　　　　　(B) 轴位 T₂WI

图 1-2-51　球形细胞脑白质营养不良 MRI 表现

锥体束及额叶、顶叶、枕叶脑白质对称性长 T₂ 信号灶（→），

沿皮质脊髓束范围分布。皮质下弓状纤维未受累

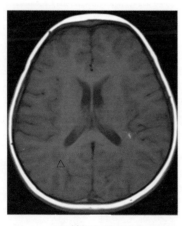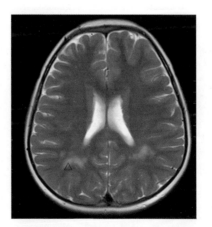

(A) 轴位 T₁WI　　　　　　　　　　　　(B) 轴位 T₂WI

图 1-2-52　肾上腺脑白质营养不良 MRI 表现

双侧侧脑室后角旁白质区斑片状对称性长 T₁、长 T₂ 信号灶（△）。枕叶部位的弓状纤维未受累（→）

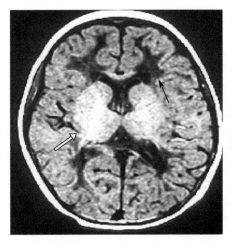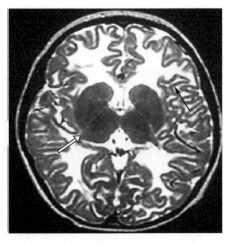

(A) 轴位 T₁WI　　　　　　　　(B) 轴位 T₂WI

图 1-2-53　佩-梅病 MRI 表现

侧脑室前角、后角旁脑白质内广泛性长 T₁、长 T₂ 信号改变（→），

丘脑与豆状核短 T₂ 低信号改变（⇨）

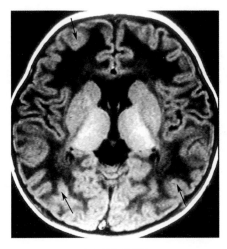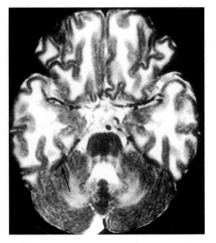

(A) 轴位 T₁WI　　　　　　　　(B) 轴位 T₂WI

图 1-2-54　海绵变性性脑病 MRI 表现

双侧大脑半球脑白质、小脑齿状核广泛、对称性长 T₁、

长 T₂ 信号改变（→），受累脑回肿胀、粗大

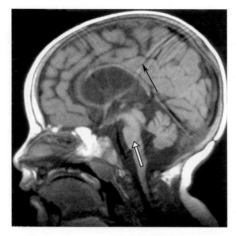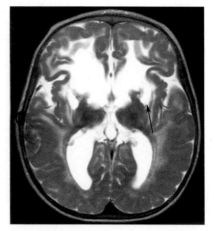

(A) 矢状位 T_1WI (B) 轴位 T_2WI

图 1-2-55 亚历山大病 MRI 表现

以额叶脑白质为主的弥漫性长 T_2 高信号改变（→），向后扩展到内囊

及外囊区，脑干受累变细（⇨）

三、脑血管及感染性疾病鉴别诊断

1. 颅内出血各期的鉴别诊断

项目	超急性期 （4～6h） （图 1-3-1）	急性期 （7～72h） （图 1-3-2）	亚急性期 （4 天～4 周） （图 1-3-3）	慢性期 （1 个月～数年） （图 1-3-4）
血肿成分	含氧血红蛋白	去氧血红蛋白为主	正铁血红蛋白为主	含铁血红蛋白为主
血肿演变	相当于全血	相当于血凝块	红细胞溶解，血凝块	液化、吸收、囊变
T_1WI	等或稍低信号	等或稍低信号	周边高-高	高（中心）＋黑环（周边）-黑腔
质子密度成像	稍高	稍低或低	周边高-高	高＋黑环-黑腔
T_2WI	高	极低	周边高-高	高＋黑环-黑腔
水肿	无-轻度	轻度-重度	重度-轻度	轻度-无

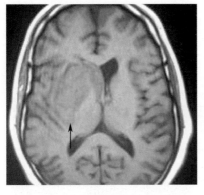 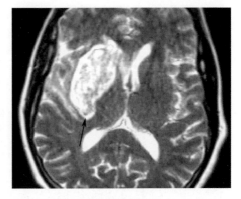

(A) 轴位 T₁WI   (B) 轴位 T₂WI

图 1-3-1　超急性期颅内出血 MRI 表现

右侧基底节区可见斑片状 T₁WI 稍低、T₂WI 高信号灶（→），边界模糊，
T₂WI 灶周可见条状水肿带，右侧脑室前角受压、闭塞

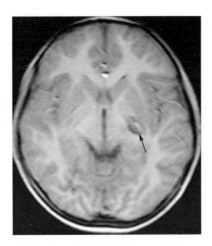 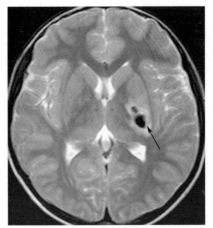

(A) 轴位 T₁WI   (B) 轴位 T₂WI

图 1-3-2　急性期颅内出血 MRI 表现

左基底节区斑片状信号灶（→），表现为 T₁WI 稍低信号，T₂WI
低信号，灶周可见斑片状水肿带

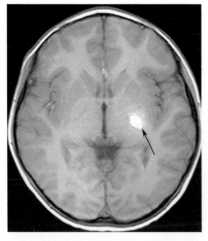

(A) 轴位 T₁WI　　　　　　　　　(B) 轴位 T₂WI

图 1-3-3　亚急性期颅内出血 MRI 表现

左侧基底节区斑片状信号灶，表现为 T₁WI、T₂WI 高信号改变（→），
灶周少量斑片状水肿带及含铁血黄素沉积

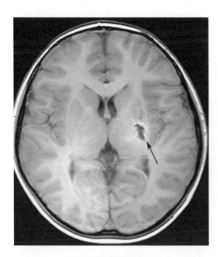

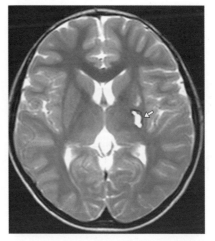

(A) 轴位 T₁WI　　　　　　　　　(B) 轴位 T₂WI

图 1-3-4　慢性期颅内出血 MRI 表现

左侧基底节区可见长 T₂ 信号灶（→），与脑脊液信号类似，
边界清晰，灶周可见 T₂WI 低信号含铁血黄素环沉积（⇨）

2. 血管性脑白质病变与多发性硬化鉴别诊断

项目	血管性脑白质病变（图 1-3-5）	多发性硬化（图 1-3-6）
好发年龄	中老年	年轻人
好发部位	大脑中动脉分支区	室管膜下区
信号特征	长 T_1、长 T_2 信号，T_1WI 边界模糊	长 T_1、长 T_2 信号，T_1WI 边界清晰
强化特点	一般不强化	活动期可见明显强化
腔隙性脑梗死	常多发	不伴

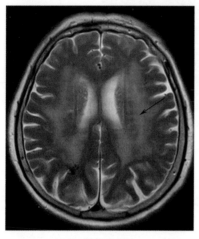

(A) 轴位 T_2WI　　　　　　　　(B) 轴位 T_2WI

图 1-3-5　血管性脑白质病变 MRI 表现

双侧半卵圆区、侧脑室旁白质可见多发斑片状长 T_2 信号灶（→），边界模糊，脑沟脑裂增宽

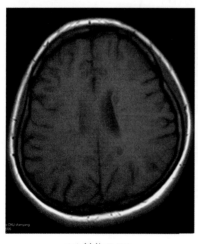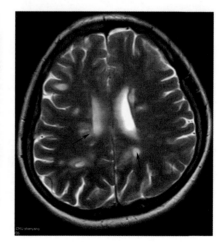

(A) 轴位 T_1WI　　　　　　　　(B) 轴位 T_2WI

图 1-3-6

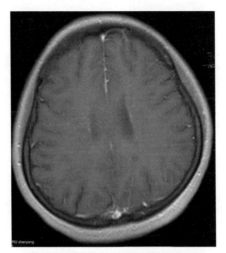

(C) 轴位 T_1WI 增强扫描

图 1-3-6　多发性硬化 MRI 表现

双侧侧脑室体部、前后角旁可见多发斑片状长 T_1、长 T_2 信号灶，

近室管膜下区分布（→）；增强扫描部分病灶环形强化

3. 脑脓肿分期的鉴别诊断

项目	脑炎期（图 1-3-7）	化脓期	包膜形成期（图 1-3-8）
病程	7～14 天	2～4 周	4 周以上
T_2WI	较高信号	高信号	中央高信号，周边低信号带（包膜）
水肿范围	周围水肿明显	周围水肿	周围水肿减轻
增强扫描	无或轻度脑回样强化	不完整强化边	环形强化
DWI	略高信号	略高信号	中央显著高信号

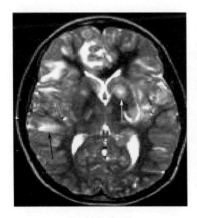

(A) 轴位 T_2WI

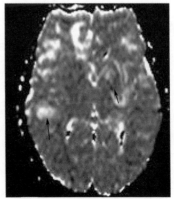

(B) 轴位 DWI

图 1-3-7　脑脓肿脑炎期 MRI 表现

双侧大脑半球多发斑片状长 T_2 高信号灶（→），边界模糊，DWI 病灶高信号

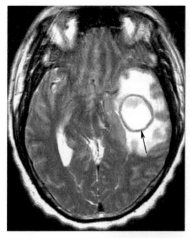
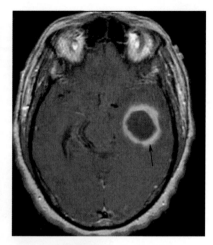

(A) 轴位 T₂WI   (B) 轴位 T₁WI增强扫描

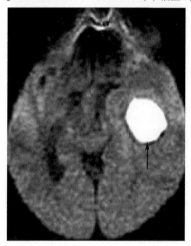

(C) 轴位 DWI

图 1-3-8　脑脓肿包膜形成期 MRI 表现

左侧颞叶可见大片状水肿带，其内可见囊性病灶（→），T₂WI囊壁低信号，囊内高信号，
增强扫描环形强化，内壁光整。DWI呈高信号，提示其内蛋白积聚，水分子弥散受限

4. 脑感染性疾病的鉴别诊断

项目	脑脓肿 （图 1-3-8）	脑结核 （图 1-3-9）	病毒性脑炎 （图 1-3-10）	脑囊虫病 （图 1-3-11）	脑棘球蚴病 （图 1-3-12）
临床 特点	发热、头痛、呕吐、血白细胞升高	婴幼儿及老年人多见，一般头痛、癫痫	意识障碍、癫痫，对皮质激素治疗敏感	主要发生于长江以北地区，囊虫免疫试验阳性	牧区多见，棘球蚴囊液皮内试验阳性
好发 部位	皮髓质交界处	儿童幕下、成人幕上	额叶、顶叶、颞叶及基底节-丘脑区	皮髓质交界处	额叶、顶叶大脑中动脉分布区
囊变、 坏死、 出血	坏死多见	可囊变、坏死	均可	急性期囊变	本身囊性

项目	脑脓肿 (图 1-3-8)	脑结核 (图 1-3-9)	病毒性脑炎 (图 1-3-10)	脑囊虫病 (图 1-3-11)	脑棘球蚴病 (图 1-3-12)
钙化	少见	少见,呈斑片状或环形	无	慢性期呈点状钙化	囊壁可壳状钙化
灶围水肿	轻度	轻度	轻度至明显	急性期明显	无
占位效应	明显	轻度	水肿时明显	轻度或无	明显
MRI表现	单发或多发类圆形病变,中心呈长T_1、长T_2信号,囊壁T_1WI呈等或略高信号,T_2WI呈低信号,周围见长T_2水肿带	单发或多发结节状、环形病变,T_1WI呈等或略低信号,T_2WI信号多不均匀,多为低信号	对称或不对称分布的斑片状长T_1、长T_2信号,主要累及脑灰质	急性期散在小囊状病变,呈脑脊液信号,囊内可见T_1WI等信号、T_2WI无或高信号的头节	巨大圆形或类圆形长T_1、长T_2信号灶,囊内可见子囊,大囊与子囊信号不同
强化特点	浅淡或明显环形强化,部分呈片状强化	环状、结节状或不规则增强,可多个环形连接	2周左右时病灶强化明显	急性期为小结节状或小环形强化	囊壁无强化或轻度强化

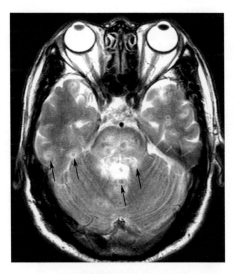

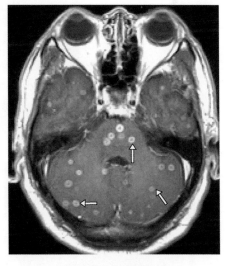

(A) 轴位 T_2WI (B) 轴位 T_1WI 增强扫描

图 1-3-9　脑结核 MRI 表现

脑干、颞叶及小脑可见多发类圆形结节状及环形等及稍低 T_2 信号灶 (→),
灶周可见斑片状水肿带;增强扫描可见多发小环形强化灶 (⇨)

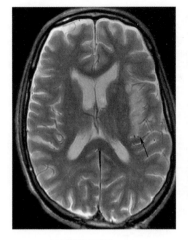

(A) 轴位 T_2WI

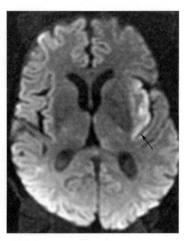

(B) 轴位 DWI

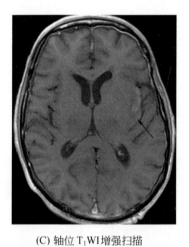

(C) 轴位 T_1WI 增强扫描

图 1-3-10　病毒性脑炎 MRI 表现

左侧岛叶可见斑片状稍长 T_2 信号灶（→），边界模糊，DWI 呈高信号改变，提示弥散受限，T_1WI 增强扫描显示病灶局部轻度条带状强化

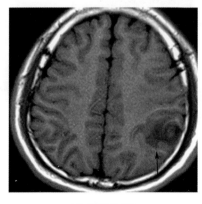

(A) 轴位 T_1WI

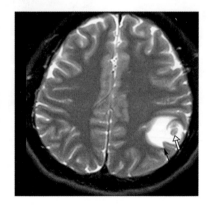

(B) 轴位 T_2WI

图 1-3-11

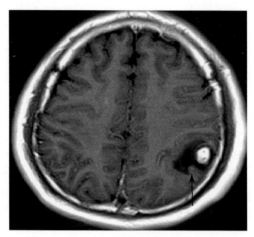

(C) 轴位 T_1WI 增强扫描

图 1-3-11　脑囊虫病 MRI 表现

左侧顶叶可见斑片状水肿带（→），其内可见小囊性病灶（⇨），增强扫描显示小环形强化

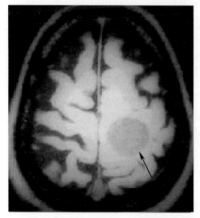

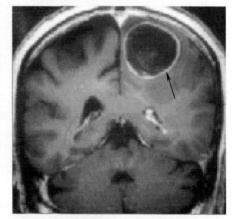

(A) 轴位 T_1WI　　　　　　　　　　　(B) 冠状位 T_1WI 增强扫描

图 1-3-12　脑棘球蚴病 MRI 表现

左侧顶叶 T_1WI 囊性低信号灶（→），囊壁信号稍高，增强扫描囊壁轻微强化（→），同侧脑室受压

四、脑室与脑池疾病鉴别诊断

1. 第四脑室区常见肿瘤的鉴别诊断

项目	室管膜瘤（图 1-4-1）	髓母细胞瘤（图 1-4-2）	脉络丛乳头状瘤（图 1-4-3）
好发年龄	儿童	儿童	成人
好发部位	第四脑室，可经中孔或侧孔长入小脑延髓池或桥小脑池	小脑蚓部	第四脑室，可沿脑脊液种植转移

项目	室管膜瘤(图 1-4-1)	髓母细胞瘤(图 1-4-2)	脉络丛乳头状瘤(图 1-4-3)
第四脑室形态	扩大	呈新月形,向前或上方移位	扩大
病灶形态	多呈分叶状	圆形或椭圆形	分叶状或菜花状
出血、坏死、囊变、钙化	囊变、坏死、钙化多见	坏死、囊变、钙化少见	均可见
信号特征	T_1WI 低 或 等 信 号,T_2WI 明显高信号	T_1WI 略低或等信号,T_2WI 等或高信号	T_1WI 等信号,T_2WI 等或略高信号
强化特点	轻度至中度	强化较室管膜瘤明显,可呈"小囊大结节"征象	明显强化
水肿	无或轻度	轻度	无或轻度

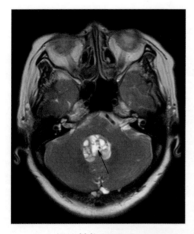

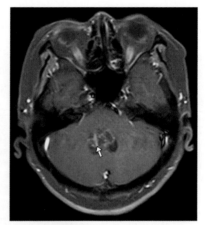

(A) 轴位T_2WI　　　　　　　　　(B) 轴位T_1WI增强扫描

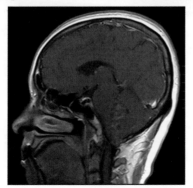

(C) 矢状位T_1WI增强扫描

图 1-4-1　室管膜瘤 MRI 表现

第四脑室扩大,其内可见不规则混杂信号肿物影,以长 T_2 信号

为主（→）;增强扫描病灶明显不均匀强化（⇨）,并可见多发囊变区

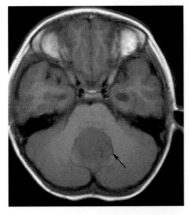
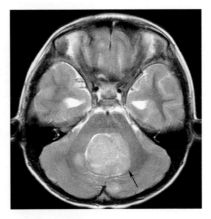

| (A) 轴位 T_1WI | (B) 轴位 T_2WI |

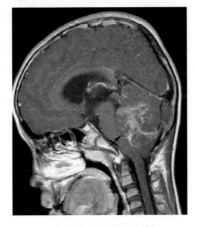

(C) 矢状位 T_1WI 增强扫描

图 1-4-2　髓母细胞瘤 MRI 表现

小脑蚓部可见实性占位（→），呈稍长 T_1、稍长 T_2 信号，病变与右侧小脑半球及小脑蚓部分界不清。增强扫描病变明显强化。邻近脑干受压，幕上脑室扩张

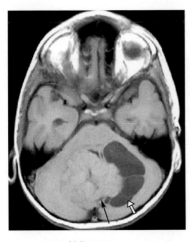
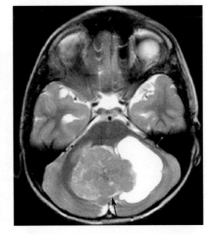

| (A) 轴位 T_1WI | (B) 轴位 T_2WI |

图 1-4-3

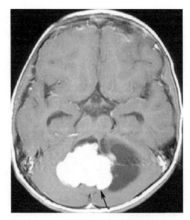

(C) 轴位 T_1WI 增强扫描

图 1-4-3　脉络丛乳头状瘤 MRI 表现

第四脑室内可见类圆形囊实性肿物影，实性部分为分叶状，呈等 T_1、等 T_2 信号影（→），
囊性部分呈长 T_1、长 T_2 信号影（⇨）；增强后可见实性病灶明显强化

2. 侧脑室区常见肿瘤的鉴别诊断

项目	室管膜瘤 （图 1-4-4）	脑膜瘤 （图 1-4-5）	室管膜下巨细胞星形 细胞瘤（图 1-4-6）
好发年龄	成人	中年	青少年
好发部位	三角区	三角区	孟氏孔附近
病灶形态	多呈分叶状	多呈类圆形	边缘不规则分叶状
出血、坏死、囊变、钙化	囊变、坏死多见	均少见	病灶内及脑室壁钙化多见
信号特征	T_1WI 低或等信号，T_2WI 明显高信号	与皮质信号相似	T_1WI 为等或稍低信号，T_2WI 为等或稍高信号
强化特点	轻度至中度强化	明显均匀强化	强化程度不如室管膜瘤
水肿	无或轻度	无	无或轻度

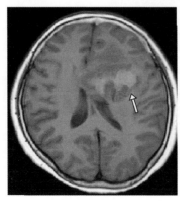

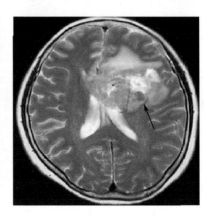

(A) 轴位 T_1WI　　　　　　　　(B) 轴位 T_2WI

图 1-4-4

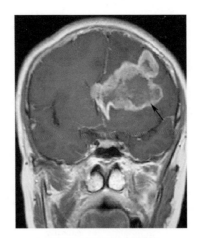

(C) 冠状位 T_1WI 增强扫描

图 1-4-4　室管膜瘤 MRI 表现

左侧侧脑室前角可见不规则团块状混杂信号肿物影（→），T_1WI 其内散在斑片状高信号
改变（⇨），提示合并出血，T_2WI 其内信号混杂，囊实性改变，肿瘤跨越脑室
前角向脑内蔓延，瘤周可见水肿带，增强扫描肿瘤不均匀花环样强化

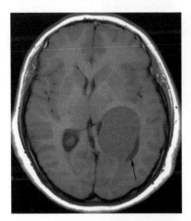

(A) 轴位 T_1WI

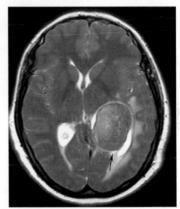

(B) 轴位 T_2WI

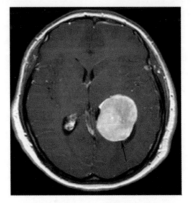

(C) 轴位 T_1WI 增强扫描

图 1-4-5　脑膜瘤 MRI 表现

左侧侧脑室三角区见椭圆形稍长 T_1、长 T_2 信号肿块影（→），T_2WI 信号略不均，其内低信号为钙化所致，
边界较清晰。增强扫描显示肿块影较均匀明显强化，肿块与侧脑室壁分界清

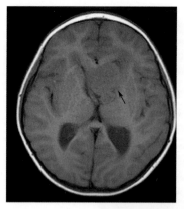
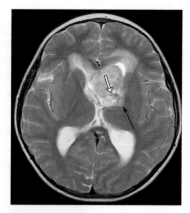

(A) 轴位 T₁WI　　　　　　　　　(B) 轴位 T₂WI

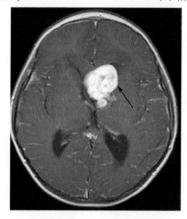

(C) 轴位 T₁WI增强扫描

图 1-4-6　室管膜下巨细胞星形细胞瘤 MRI 表现

左侧侧脑室前角孟氏孔附近可见长类圆形等 T₁、稍高 T₂ 信号肿块影（→），其内信号不均，
T₂WI 低信号为合并钙化（⇨）；侧脑室前角扩大，脑室旁间质性水肿形成。病灶旁
亦可见小结节。增强扫描显示病灶明显强化，邻近小结节亦强化明显

3. 第三脑室区常见肿瘤的鉴别诊断

项目	室管膜瘤 （图 1-4-7）	胶样囊肿 （图 1-4-8）	松果体细胞瘤 （图 1-4-9）	毛细胞型星形 细胞瘤（图 1-4-10）
好发部位	第三脑室内均可发生	第三脑室前部	松果体	鞍上区、四叠体区
第三脑室形态	扩张	扩张	受压前移	受压移位
病灶形态	多呈分叶状	圆形或椭圆形	类圆形，较小	多为圆形或椭圆形
出血、坏死、 囊变、钙化	囊变、坏死多见	囊性	均少见	囊变多见
信号特征	T₁WI 低或等信号， T₂WI 明显高信号	T₁WI 呈高信号	T₁WI 呈等信号或 低信号，T₂WI 呈略高 信号	实性部分呈均匀 或不均匀等信号
强化特点	轻度至中度强化	无强化	多数轻度至中度强 化，少数明显强化	实性部分均匀 强化
水肿	无或轻度	无	无	轻度

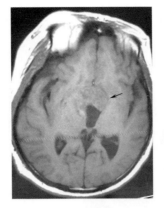

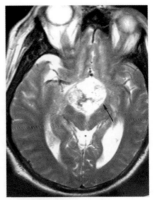

(A) 轴位 T₁WI

(B) 轴位 T₂WI

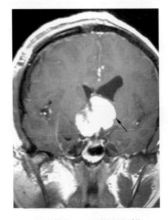

(C) 冠状位 T₁WI增强扫描

图 1-4-7　室管膜瘤 MRI 表现

第三脑室扩张，其内可见等 T₁、长 T₂ 信号肿块影（→），其内散在沙粒
样短 T₂ 信号灶，提示合并钙化。增强扫描肿瘤不均匀强化，
其内可见斑点状未强化区

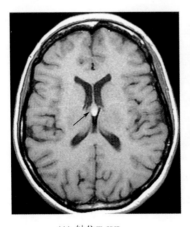

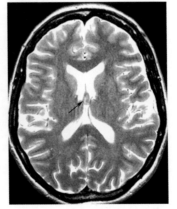

(A) 轴位T₁WI

(B) 轴位T₂WI

图 1-4-8

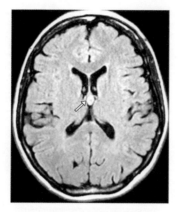

(C) 轴位 FLAIR

图 1-4-8　胶样囊肿 MRI 表现

第三脑室轻度扩张，其内可见椭圆形短 T_1 高信号灶，T_2WI 呈稍低信号改变（→）。
FLAIR 呈稍长信号，边界清晰（⇨）

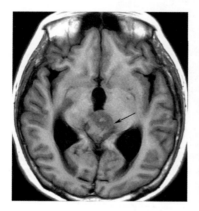

(A) 轴位 T_1WI

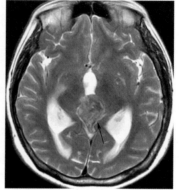

(B) 轴位 T_2WI

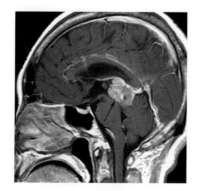

(C) 矢状位 FLAIR

图 1-4-9　松果体细胞瘤 MRI 表现

松果体区见一不规则肿块影（→），边界不清，其内信号不均，以稍长 T_1、稍长 T_2 信号为主，
肿块向前累及第三脑室后部。双侧侧脑室增宽。矢状位 FLAIR 显示松果体区病变明显强化

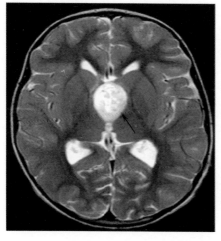 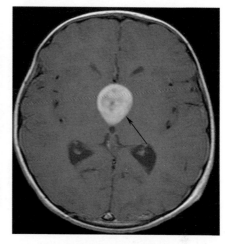

(A) 轴位 T₂WI   (B) 轴位 T₁WI增强扫描

图 1-4-10　毛细胞型星形细胞瘤 MRI 表现

鞍上区椭圆形肿物影（→），其内信号不均，以长 T₂ 信号为主，第三脑室前部受压，

后部扩张；增强扫描病灶明显强化，其内可见点状未强化区

五、脑膜及颅骨疾病鉴别诊断

1. 脑膜疾病的鉴别诊断

项目	化脓性脑膜炎 （图 1-5-1）	病毒性脑膜炎 （图 1-5-2）	结核性脑膜炎 （图 1-5-3）	脑膜转移瘤 （图 1-5-4）
好发年龄	2 岁以下	青少年	儿童	中老年
临床特征	起病急,高热、畏寒、头痛、全身不适	起病急,低热,病情较轻,愈后较好	起病慢,低热,渐恶化、痉挛性瘫痪、惊厥	多合并颅内转移
发病部位	额叶、顶叶及脑基底部脑池,也可见于脑室内	皮质、皮质下、脑室旁脑白质内、丘脑及基底节区	脑底部,以鞍上池和外侧裂池多见	弥漫性蛛网膜下腔浸润,以脑底部多见
脑脊液	细胞数明显升高,以中性多形核粒细胞为主	细胞数正常或轻度升高,与结核不易区分	细胞数轻度至中度升高,可见结核杆菌	细胞数正常或轻度升高,可查出肿瘤细胞
信号特征	脑膜呈长 T₂ 信号,T₁WI 显示蛛网膜下腔不对称,信号略高	T₁WI 呈等或低信号,T₂WI 呈高信号	鞍上池和外侧裂稍短 T₁、稍长 T₂ 信号	T₁WI 呈等或略低信号,T₂WI 呈略高信号
强化特点	软脑膜和脑表面呈曲线样或脑回状强化	软脑膜和脑表面呈曲线样或脑回样强化	基底池和弥漫性脑膜强化	线样弥漫性脑膜强化或沿软脑膜分布的多发结节样强化
备注	—	—	脑膜可见钙化	—

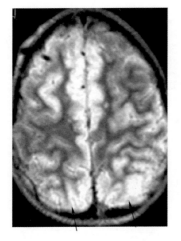
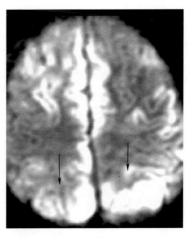

(A) 轴位 FLAIR

(B) 轴位 DWI

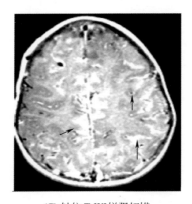

(C) 轴位 T₁WI 增强扫描

图 1-5-1　化脓性脑膜炎 MRI 表现

双侧半卵圆区脑沟、脑裂模糊、消失（→），FLAIR 呈条带状高信号改变；DWI 信号增高，提示水分子弥散受限，T₁WI 增强扫描脑沟内多发脑回状强化

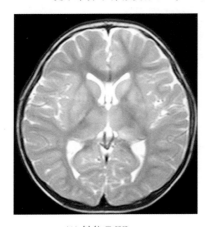
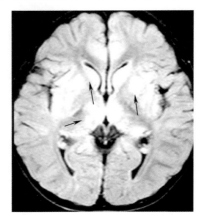

(A) 轴位 T₂WI

(B) 轴位 FLAIR

图 1-5-2

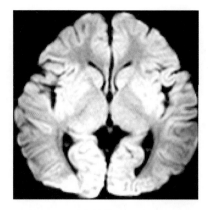

(C) 轴位DWI

图 1-5-2　病毒性脑膜炎 MRI 表现

双侧岛叶、右侧颞叶脑沟、脑裂模糊，呈云絮状稍长 T₂ 信号改变，边界模糊，双侧丘脑、尾状核头、
壳核亦受累（→）；FLAIR 信号增高、病灶显示清晰；DWI 未见弥散受限高信号改变

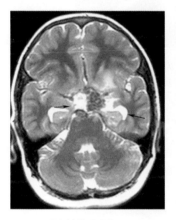

(A) 轴位 T₂WI

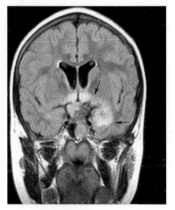

(B) 冠状位FLAIR

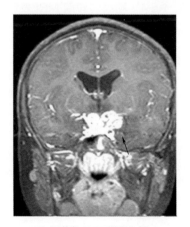

(C) 冠状位 T₁WI增强扫描

图 1-5-3　结核性脑膜炎 MRI 表现

脑桥基底部、脚间池及鞍上池见团块状混杂信号影（→），以长 T₂ 信号为主，其内散在斑片状 T₂WI 低信号灶，
FLAIR 呈等及稍低信号（→）；T₁WI 增强扫描显示软脑膜强化，病灶呈不均匀强化，部分呈花环样强化

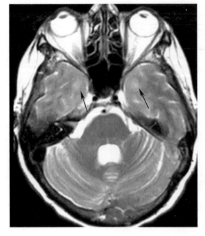
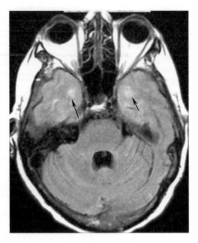

(A) 轴位 T₂WI   (B) 轴位 FLAIR

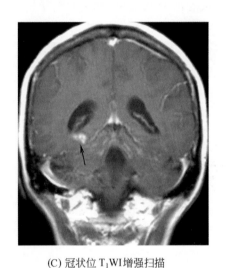

(C) 冠状位 T₁WI增强扫描

图 1-5-4　脑膜转移瘤 MRI 表现

T_2WI 可见小脑脑沟增宽，FLAIR 脑沟内脑回样高信号改变，增强扫描沿软脑膜分布的多发结节样、线样强化(→)

2. 颅骨常见疾病的鉴别诊断

项目	骨髓瘤 （图 1-5-5）	血管瘤 （图 1-5-6）	转移瘤 （图 1-5-7）	嗜酸性肉芽肿 （图 1-5-8）	骨纤维异常 增殖症 （图 1-5-9）	畸形性骨炎 （图 1-5-10）	表皮样囊肿 （图 1-5-11）
临床 特点	尿本-周蛋白阳性，骨髓涂片可找到骨髓瘤细胞	多无症状，少数有局部疼痛、肿块	可有原发灶，病变部位疼痛，溶骨性转移瘤中钙、磷增高	肿块常有波动感，病灶内嗜酸性粒细胞增多	骨性狮面、神经压迫症状，碱性磷酸酶多数正常	骨性狮面，神经压迫症状，碱性磷酸酶明显升高	无痛性肿块，逐渐增大
好发 年龄	40～60 岁	30 岁以上	年龄较大	5～10 岁	20 岁以下	40 岁以上	15～35 岁
发病 范围及 特点	单发或多发溶骨性骨破坏，破坏较规则，常伴有骨质疏松	板障膨胀，内外板破坏，可见由中心向四周放射状排列的骨间隔	单发或多发，呈溶骨性骨破坏，破坏常不规则	单发或多发，内外颅骨板层不规则的锋利的破坏	广泛，可侵入颅底骨，颅骨增厚，颅骨内外板泡状膨大	广泛，常双侧发病，先侵犯板障和外板，逐渐累及内板使之硬化	多单发，板障膨胀，外板侵蚀改变，内无残留小骨片

项目	骨髓瘤 （图 1-5-5）	血管瘤 （图 1-5-6）	转移瘤 （图 1-5-7）	嗜酸性肉芽肿 （图 1-5-8）	骨纤维异常 增殖症 （图 1-5-9）	畸形性骨炎 （图 1-5-10）	表皮样囊肿 （图 1-5-11）
软组织肿块	常见	少见	常见	常见	无	无	无
信号特征	T_1WI 低至中信号，T_2WI 高信号	T_1WI 低、中至高信号，T_2WI 和抑脂序列为高信号	T_1WI 低至中信号，T_2WI 低、中至高信号	多呈长 T_1、长 T_2 信号，部分夹杂低信号	多为长 T_1、短 T_2 信号	T_1WI 低至中信号，T_2WI 低、中、高混杂信号	T_1WI 均匀低信号，部分呈高信号；T_2WI 信号略低于脑脊液
强化特点	强化	明显强化	强化	明显强化	不均匀强化	不均匀强化	无强化

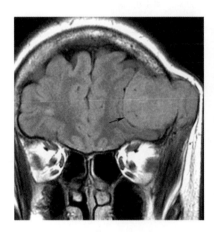

(A) 冠状位 T_1WI

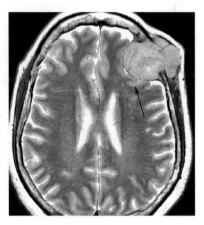

(B) 轴位 T_2WI

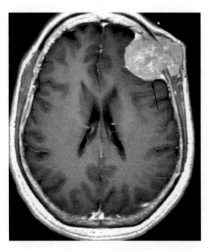

(C) 轴位 T_1WI 增强扫描

图 1-5-5 骨髓瘤 MRI 表现

左侧额骨巨大软组织肿块影（→），T_1WI、T_2WI 稍低于骨髓信号，肿块向颅内及颅外蔓延，额叶皮质扣压改变，增强扫描明显强化

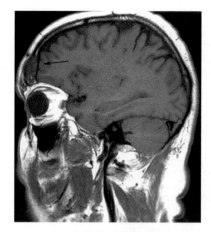

(A) 矢状位 T₁WI

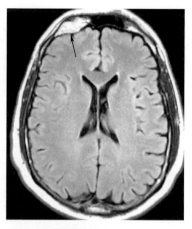

(B) 轴位 FLAIR 序列

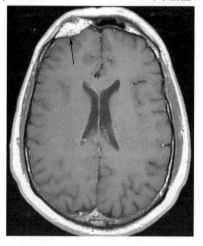

(C) 轴位 T₁WI增强扫描

图 1-5-6　血管瘤 MRI 表现

右侧额骨内可见梭形软组织肿块影，呈长 T_1、长 T_2 信号改变（→），
边界清晰，局部骨质膨胀，增强扫描明显强化

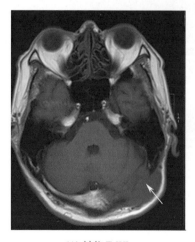

(A) 轴位 T₁WI

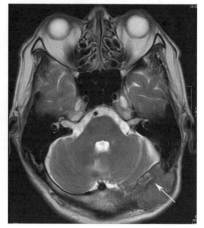

(B) 轴位 T₂WI

图 1-5-7

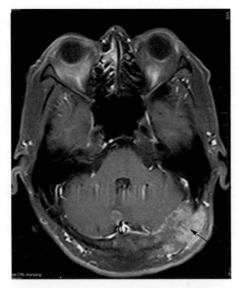

(C) 增强

图 1-5-7 转移瘤 MRI 表现

肺癌患者，左侧枕骨骨质破坏，见混杂稍长 T_1、
稍短 T_2 肿块影，小脑实质轻度受压改变，
增强病灶明显强化，病理证实为颅骨转移

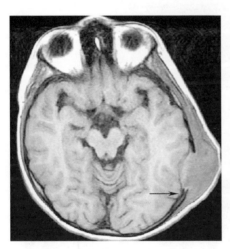 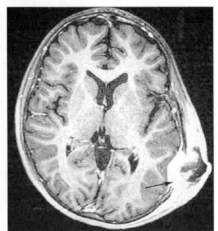

(A) 轴位 T_1WI   (B) 轴位 T_1WI增强扫描

图 1-5-8 嗜酸性肉芽肿 MRI 表现

左侧顶骨局部骨质破坏及不规则软组织肿块影，
增强扫描周边明显强化（→），中央坏死区
未见强化，邻近脑膜亦可见强化

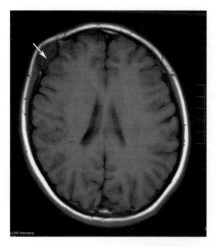
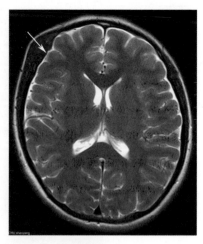

(A) 轴位 T₁WI   (B) 轴位 T₂WI

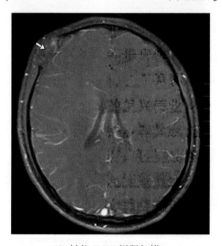

(C) 轴位 T₁WI 增强扫描

图 1-5-9　颅骨骨纤维异常增殖症 MRI 表现

右侧额骨见类圆形等 T_1、短 T_2 信号团块影(→)，边界清楚，向颅内外膨隆；增强扫描呈不均匀斑片状强化(⇨)

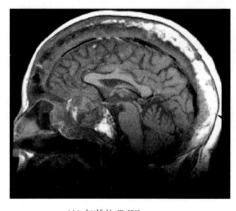
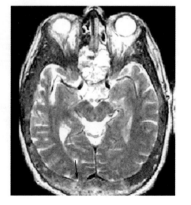

(A) 矢状位 T₁WI   (B) 轴位 T₂WI

图 1-5-10　畸形性骨炎 MRI 表现

颅骨弥漫性不均匀增厚，T_1WI 呈高低信号混杂改变，T_2WI 弥漫性信号减低（→）

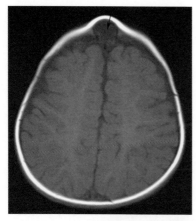

(A) 轴位T$_1$WI

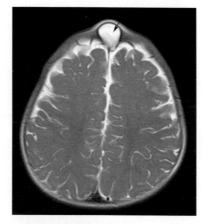

(B) 轴位T$_2$WI

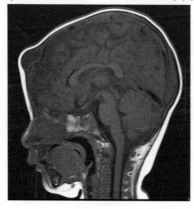

(C) 矢状位T$_1$WI

图 1-5-11　颅骨表皮样囊肿 MRI 表现

额骨正中板障内可见梭形 T$_1$ 低、T$_2$ 高信号灶（→），边界清晰，
T$_1$ 较脑脊液信号稍高，T$_2$ 较脑脊液信号稍低，相应骨质膨隆向外突出

第二部分

头与颈 ▷▷▷

一、颅底疾病鉴别诊断

1. 颅前窝疾病的鉴别诊断

项目	骨纤维异常增殖症 （图 2-1-1）	骨化性纤维瘤 （图 2-1-2）	畸形性骨炎 （见图 1-5-10）	转移瘤 （图 2-1-3）
好发年龄	青年及儿童	青少年和30～40 岁	40 岁以上	年龄较大
病灶形态、大小	不规则，边界不清，可累及几块骨	椭圆形或分叶状，边界清楚，一般累及一块骨	单发或多发局限性骨质疏松，周围无硬化带	单发、多发或弥漫性骨质破坏
囊变、坏死或钙化	骨化多见	均可见	钙化多见	可见囊变、坏死
信号特征	T_1WI 和 T_2WI 呈等或略低信号	T_1WI 低至中等信号，T_2WI 为高低混杂信号	T_1WI 低至等信号，T_2WI 混杂信号	T_1WI 低信号，T_2WI 高信号
强化特点	强化不明显	一般无强化，活动性者可有强化	不均匀强化	强化明显
备注	—	—	碱性磷酸酶明显升高	有原发灶

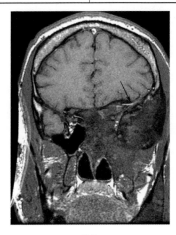 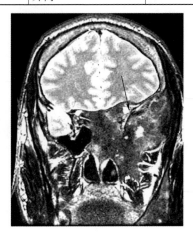

(A) 冠状位 T_1WI　　　　(B) 冠状位 T_2WI

图 2-1-1

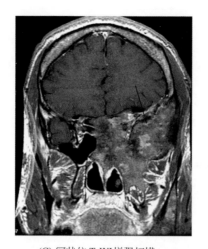

(C) 冠状位 T₁WI 增强扫描

图 2-1-1　骨纤维异常增殖症 MRI 表现

颅前窝底及左侧上颌骨骨质膨大，其内弥漫性 T_1WI、T_2WI 低信号改变（→），增强扫描轻微强化

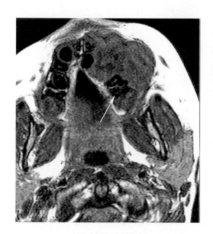

(A) 轴位 T₁WI

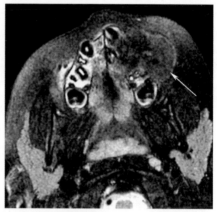

(B) 轴位 T₂WI

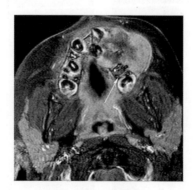

(C) 轴位 T₁WI 增强扫描

图 2-1-2　骨化性纤维瘤 MRI 表现

左侧上颌骨局部可见分叶状肿块影（→），呈 T_1WI、T_2WI 低信号改变；增强扫描斑片状强化，提示活动性病变

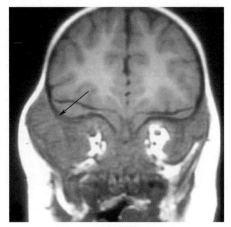

图 2-1-3 转移瘤 MRI 表现

冠状位 T_1WI 可见前额骨及颧骨弥漫性信号减低，低信号肿块影充填(→)。病理证实为神经母细胞瘤骨转移

2. 累及颅前窝疾病的鉴别诊断

项目	恶性鼻窦肿瘤(图 2-1-4)	嗅神经母细胞瘤(图 2-1-5)	鼻窦黏液囊肿(图 2-1-6)	鼻窦炎(图 2-1-7)
临床特点	晚期有脑神经受损症状	鼻塞、鼻出血、嗅觉丧失	多见于额窦和筛窦	鼻塞、脓涕、头痛
骨质破坏特点	早期局部窦壁骨质吸收破坏、晚期侵袭性破坏	周围骨质吸收破坏,常侵犯眼眶或颅内	窦壁膨胀压迫性骨吸收	窦壁骨质变薄或增厚、硬化,无膨胀性改变
软组织肿块	不规则,边界不清	一般为均质膨胀性肿块,边缘光滑,内可伴囊变或钙化	边界清楚,膨胀性囊性肿块	窦腔内不规则软组织肿块
信号特征	T_1WI 低信号,T_2WI 中至高信号	T_1WI 低信号,T_2WI 中等信号	T_1WI 低或等信号,T_2WI 高信号,蛋白积聚可呈特征性 T_1WI 高信号	T_1WI 低或等信号,T_2WI 中或高信号,合并真菌性感染多呈短 T_1、短 T_2 信号改变
强化特点	明显强化	中等至明显强化	可环形强化	增厚的黏膜均一强化

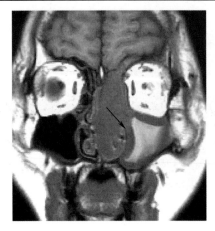
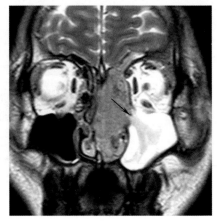

(A) 冠状位 T_1WI (B) 冠状位 T_2WI

图 2-1-4

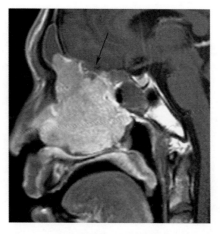

(C) 矢状位 T₁WI增强扫描

图 2-1-4 恶性鼻窦肿瘤（筛窦癌） MRI 表现

左侧筛窦内占位（→），向下侵入鼻腔，向上累及颅底，
呈稍长 T₁、长 T₂信号，信号欠均匀，左侧鼻腔
扩大，广泛骨破坏，增强扫描肿物中等强化，
边界显示较清楚

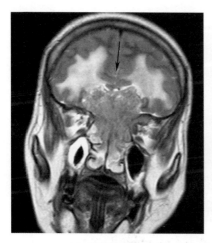

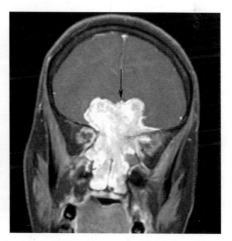

(A) 冠状位 T₂WI   (B) 冠状位 T₁WI增强扫描

图 2-1-5 嗅神经母细胞瘤 MRI 表现

双侧鼻腔内不规则肿块影，T₂WI 等信号及稍低信号，
其内信号不均，并向颅内侵犯，前额叶可见大片状水肿带。
增强扫描病灶明显强化

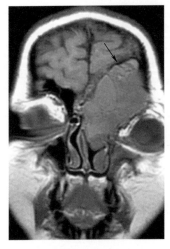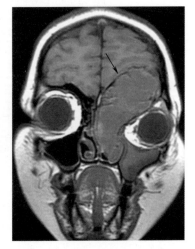

(A) 冠状位 T₁WI 层面一　　　　　(B) 冠状位 T₁WI 层面二

图 2-1-6　鼻窦黏液囊肿 MRI 表现

左侧额窦窦腔扩大，其内可见高低混杂液性信号影（→），

向下突入鼻腔，向上突向左侧额骨，左额叶受压

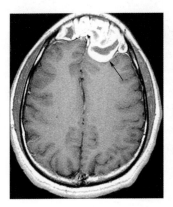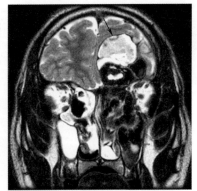

(A) 轴位 T₁WI　　　　　　　　(B) 冠状位 T₂WI

图 2-1-7　慢性真菌性鼻窦炎 MRI 表现

左侧额窦窦腔扩大，其内可见混杂信号影（→），T₁WI 以高信号为主，

T₂WI 以低信号为主，其内混杂高信号影，病变侵

及左侧额骨并突向颅内，左额叶受压

3. 斜坡区疾病的鉴别诊断

项目	脊索瘤 （图 2-1-8）	脑膜瘤 （图 2-1-9）	转移瘤 （图 2-1-10）	软骨肉瘤 （图 2-1-11）
好发年龄	30～40 岁男性	40～60 岁女性	中老年人	成年人多见
病灶部位	以斜坡为中心	偏侧，鞍旁	斜坡，颞骨	蝶骨，斜坡
病灶形态	分叶状或不规则，边界较清	分叶状、类圆形，边界清	单发或多发，边界清或不清	分叶状
骨质破坏特点	斜坡、颅底广泛骨质破坏	骨质增生硬化与破坏共存	溶骨破坏为主	骨质侵袭破坏
钙化	散在点片状	颗粒状	少见	不定形
信号特征	T_1WI 中低信号、T_2WI 高信号	T_1WI 中等信号、T_2WI 中等至高信号	T_1WI 中低信号、T_2WI 中等至高信号	T_1WI 低信号、T_2WI 高信号
强化特点	不均匀轻微强化	强化明显	不同程度强化	不均匀强化

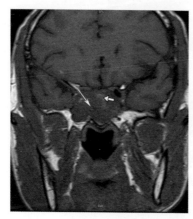

(A) 冠状位 T_1WI

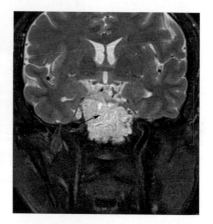

(B) 冠状位 T_2WI

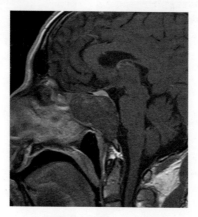

(C) 矢状位 T_1WI 增强扫描

图 2-1-8 脊索瘤 MRI 表现

枕骨斜坡、蝶窦内可见 T_1 低、T_2 高信号肿块影（→），其内可见斑点状短 T_1 信号影（⇨）；
增强扫描其内轻度强化，垂体及视交叉受压上抬

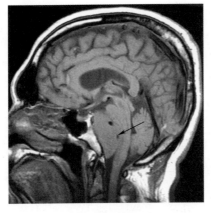
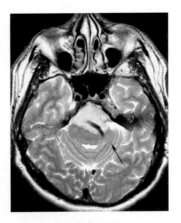

(A) 矢状位 T$_1$WI   (B) 轴位 T$_2$WI

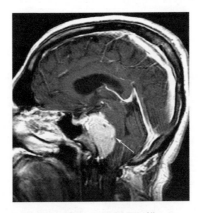

(C) 矢状位 T$_1$WI 增强扫描

图 2-1-9　脑膜瘤 MRI 表现

枕骨斜坡后方梭形肿块影（→），呈 T$_1$WI 等信号、T$_2$WI 等信号改变，
椎-基底动脉包绕其内，脑干弧形受压，增强扫描明显均匀强化

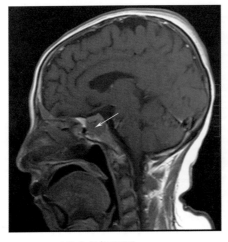
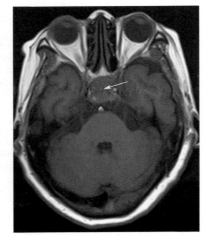

(A) 矢状位 T$_1$WI   (B) 轴位 T$_1$WI 增强扫描

图 2-1-10　转移瘤 MRI 表现

斜坡膨大，其内骨质破坏，可见团块状等 T$_1$ 信号软组织肿块影（→）；增强扫描其内可见强化

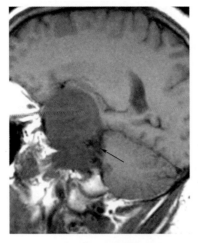
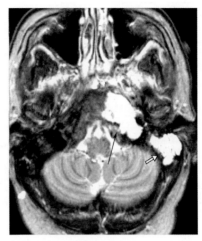

(A) 矢状位 T_1WI　　　　　　　　　　　(B) 轴位 T_2WI

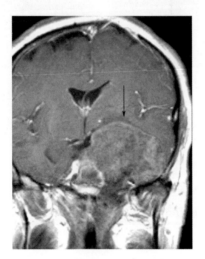

(C) 冠状位 T_1WI 增强扫描

图 2-1-11　软骨肉瘤 MRI 表现

枕骨斜坡偏左侧囊性肿块影（→），呈长 T_1、长 T_2 信号改变，增强扫描其内可见
斑点状不均匀强化。左侧乳突 T_2WI 信号增高（⇨），提示合并乳突炎

4. 颈静脉孔区疾病的鉴别诊断

项目	颈静脉球瘤 （图 2-1-12）	面神经鞘瘤 （图 2-1-13）	大颈静脉球 （图 2-1-14）	颈内静脉血栓 （图 2-1-15）	脑膜瘤 （图 2-1-16）
临床 体征	搏动性耳聋、头痛、头晕	面神经麻痹症状	一般无症状	颞叶静脉梗死症状	可见沙粒样钙化
病灶 形态	常沿颈静脉匍行生长，可由颈静脉孔进入颅后窝	圆形或分叶状	颈静脉球膨大，双侧不对称	颈静脉内充盈缺损	半球形或圆形
出血、坏 死、囊变	少见	囊变多见	无	无	少见

项目	颈静脉球瘤 (图 2-1-12)	面神经鞘瘤 (图 2-1-13)	大颈静脉球 (图 2-1-14)	颈内静脉血栓 (图 2-1-15)	脑膜瘤 (图 2-1-16)
骨质破坏特点	颈静脉孔扩大及骨壁粗糙不平,甚至侵袭破坏	骨壁边缘光滑完整	双侧颈静脉孔不对称,骨壁完整无破坏	颈静脉孔无扩大,骨壁完整无破坏	颈静脉孔骨质可增生硬化,边缘光整
颈内动静脉位置	多向前内移位	向前或前外移位	无移位	无移位	无移位
信号特征	T_1WI 中等信号,T_2WI 高信号	T_1WI 稍低信号,T_2WI 高信号	不均匀信号影	T_1WI 略高或等信号,T_2WI 混杂高信号	T_1WI 稍高或等信号,T_2WI 稍高或等信号
强化特点	明显强化,其内见许多血管流空信号影	明显强化	无肿块强化影	新鲜血栓强化,陈旧者不强化,磁共振静脉成像(MRV)可见充盈缺损影	明显强化,可见"脑膜尾征"

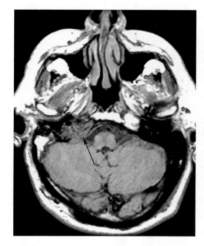

(A) 轴位 T_1WI

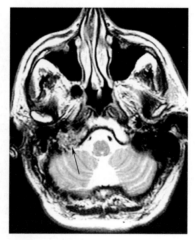

(B) 轴位 T_2WI

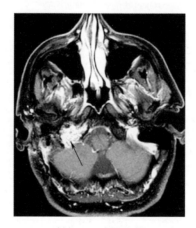

(C) 轴位 T_1WI增强扫描

图 2-1-12 颈静脉球瘤 MRI 表现

右侧颈静脉孔开大,其内见等 T_1、稍长 T_2 信号肿块影(→);

增强扫描病灶明显强化,其内可见点状血管流空信号

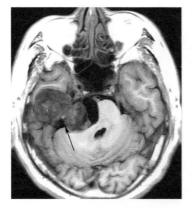

(A) 轴位 T₁WI

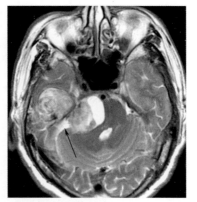

(B) 轴位 T₂WI

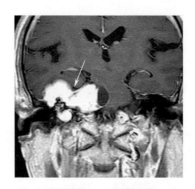

(C) 冠状位 T₁WI增强扫描

图 2-1-13　面神经鞘瘤 MRI 表现

右侧桥小脑角区及颅中窝见不规则形肿块（→），信号混杂，呈不均匀 T₁WI 低信号，并见多发更低信号
及小片高信号。占位效应明显，脑干、小脑及第四脑室受压变形移位。T₂WI 肿块呈不均匀高信号，
并见更高信号及小片状低信号，为瘤内出血。增强扫描病变明显不均匀强化。冠状位增强扫描显示
病变的全貌：经由桥小脑角区、内听道、内耳、鼓室后下行达乳突段

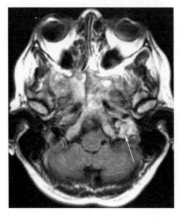

(A) 轴位 T₁WI

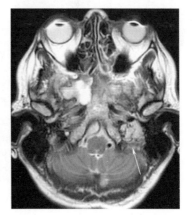

(B) 轴位 T₂WI

图 2-1-14

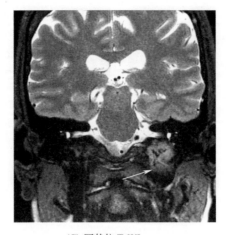

(C) 冠状位 T₂WI

图 2-1-14 大颈静脉球 MRI 表现

左侧颈静脉球膨大（→），双侧不对称，膨大的颈静脉球

呈短 T₁、长 T₂ 高信号改变

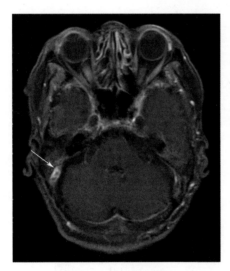

(A) 轴位 T₁WI增强扫描

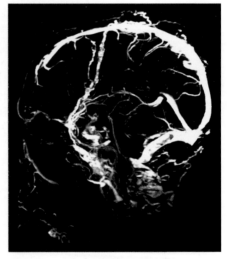

(B) 矢状位 MRV

图 2-1-15 颈内静脉血栓 MRI 表现

T₁WI 增强扫描显示双侧颈静脉球内可见条状充盈缺损，

管腔接近闭塞，邻近乙状窦内、右侧横窦亦可见

混杂强化信号影（→），相位对比法磁共振静脉成像

（MRV）显示乙状窦、横窦部分未显影

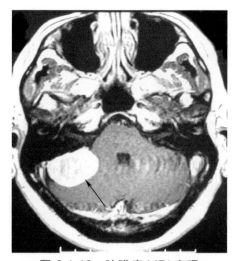

图 2-1-16　脑膜瘤 MRI 表现

轴位 T_1WI 增强扫描可见右侧桥小脑角区明显均匀强化灶（→），
肿物呈广基底与脑膜相连,邻近脑实质受压

二、眼眶和眼疾病鉴别诊断

1. 眶隔前疾病的鉴别诊断

项目	蜂窝织炎 （图 2-2-1）	皮样囊肿 （图 2-2-2）	泪腺肿瘤 （图 2-2-3）	淋巴瘤 （图 2-2-4）
临床 表现	眼睑充血、红肿、压痛、局部皮温升高	眼睑皮下结节,有波动感	早期无症状,晚期视力下降,无波动感	眼睑肿胀、下垂,结膜充血
好发 部位	眼睑	颞上象限眶缘或眶周	颞上象限眼眶	眼睑、结膜或泪腺
病灶 形态	弥漫浸润,边界不清	圆形或椭圆形,边界清楚	圆形或椭圆形	圆形或椭圆形,常包绕眼球生长
眶骨 破坏	无	可有,且有硬化缘	泪窝扩大或骨质破坏	一般无
信号 特征	T_1WI 低信号,T_2WI 高信号	多数呈短 T_1、长 T_2 信号	T_1WI 低信号,T_2WI 高信号	T_1WI 低信号,T_2WI 等或稍高信号
强化 特点	形成脓肿者,壁可强化	无强化,或囊壁强化	中度强化	中度强化

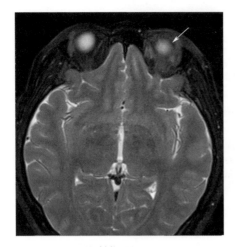 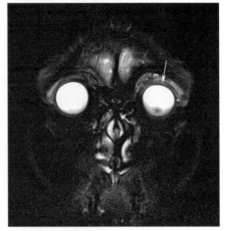

(A) 轴位 T₂WI　　　　　　　　　　　(B) 压脂冠状位 T₂WI

图 2-2-1　蜂窝织炎 MRI 表现

左侧眶隔前房间隙弥漫性软组织肿胀，呈稍长 T₂ 信号改变，边界模糊，眶脂体信号不均匀增高（→）

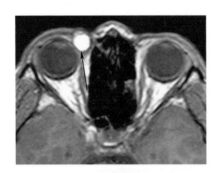 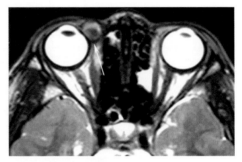

(A) 轴位 T₁WI　　　　　　　　　　(B) 轴位 T₂WI

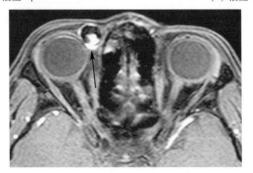

(C) 轴位压脂序列 T₁WI增强扫描

图 2-2-2　皮样囊肿 MRI 表现

右眶内侧可见类圆形肿块（→），边缘光滑、清楚，内呈 T₁WI 不均匀高信号，T₂WI 病变信号不均，

以高信号为主，内混杂不规则低信号灶，压脂序列 T₁WI 增强扫描囊壁及囊内容物可见强化

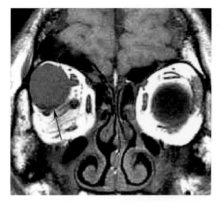

(A) 冠状位 T₁WI

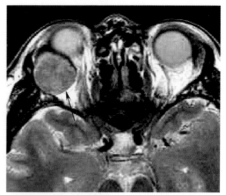

(B) 轴位 T₂WI

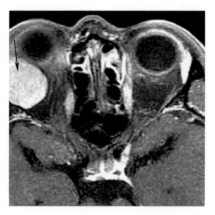

(C) 轴位压脂序列 T₁WI增强扫描

图 2-2-3　泪腺多形性腺瘤 MRI 表现

右眶外上象限泪腺窝见类圆形肿块（→），边缘光滑，呈稍长 T₁、长 T₂ 信号，泪腺窝开大，见弧形压迹，眼外肌受压移位。压脂序列增强扫描可见肿块中度均匀强化

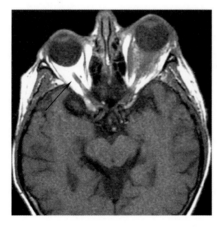

(A) 轴位 T₁WI

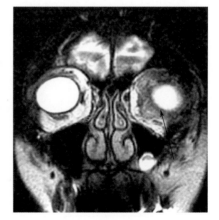

(B) 冠状位 T₂WI

图 2-2-4

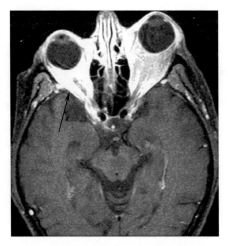

(C) 轴位压脂序列 T_1WI 增强扫描

图 2-2-4　淋巴瘤 MRI 表现

左眶内可见弥漫性稍长 T_1、长 T_2 信号影（→），边界不清，病变包绕眼球生长
并与眼球分界不清，增强扫描病灶中度强化

2. 幼儿眼球常见疾病的鉴别诊断

项目	视网膜母 细胞瘤 （图 2-2-5）	永存原始玻 璃体增生症 （图 2-2-6）	Coats 病 （图 2-2-7）	早产儿视 网膜病变 （图 2-2-8）
病因	起源于视网膜胚胎性核层细胞的恶性肿瘤	胚胎期原始玻璃体残留并继续增生所致	先天性外层渗出性视网膜病变	晶状体后纤维增生病变
好发年龄	3 岁以下	婴儿	4～8 岁男童多见	早产儿
单、双侧	30% 双侧	多单侧	多单侧发病	双侧
病变部位形态	球后椭圆形或不规则形肿块	晶状体后方条索状或不规则肿块	尖在视盘的"V"形病变，玻璃体内无肿块影	无肿块影，玻璃体内信号混杂
眼球	正常大小,可突出	小眼球	一般正常大小	小眼球,多不对称
视网膜	可伴脱离	不同程度渗出及脱离	可伴脱离	常伴脱离
信号特征	稍短 T_1、短 T_2	T_1WI 和 T_2WI 均呈等信号	合并出血,多为短 T_1、长 T_2 信号	合并出血,多为短 T_1、长 T_2 信号
强化特点	中度至明显强化	明显强化	强化过程缓慢	无强化
备注	90% 有片状及团块状钙化	—	无钙化	一般有高浓度吸氧史

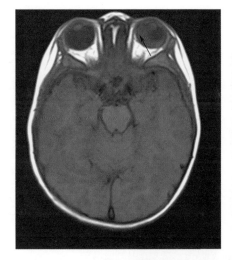

(A) 轴位 T₁WI　　　　　　　　　　(B) 轴位 T₂WI

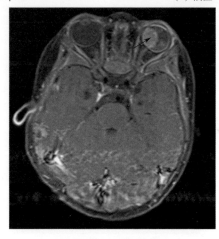

(C) 轴位 T₁WI增强扫描

图 2-2-5　视网膜母细胞瘤 MRI 表现

左眼球后部玻璃体见双凸透镜状肿块，T₁ 信号高于玻璃体，
T₂ 呈稍低信号；增强扫描左眼病变呈中度不均匀强化（→）

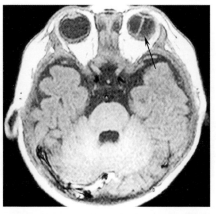

图 2-2-6　永存原始玻璃体增生症 MRI 表现

轴位 T₁WI 可见左侧眼球缩小，晶状体后方条索状信号影（→），呈 T₁WI 稍高信号改变

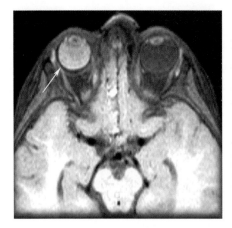

(A) 轴位压脂序列 T_1WI

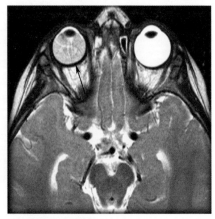

(B) 轴位 T_2WI

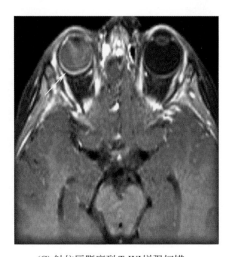

(C) 轴位压脂序列 T_1WI 增强扫描

图 2-2-7 Coats 病 MRI 表现

右侧眼球略小（→），呈稍短 T_1 高信号改变，T_2WI 信号稍低，
呈 "V" 形改变，增强扫描未见异常强化肿块影

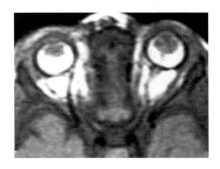

(A) 轴位 T_1WI

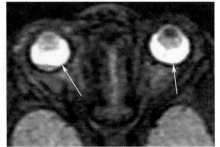

(B) 轴位压脂序列 T_2WI

图 2-2-8 早产儿视网膜病变 MRI 表现

双侧眼球内对称性新月形 T_2WI 高信号改变（→），提示合并视网膜剥离；T_2WI 可见晶体后方
软组织信号影，右侧眼球内亦可见低信号液-液平面影，提示合并急性出血

3. 成人眼球常见疾病的鉴别诊断

项目	脉络膜黑色素瘤 (图 2-2-9)	脉络膜血管瘤 (图 2-2-10)	脉络膜转移瘤 (图 2-2-11)	视网膜脱离 (图 2-2-12)
病因	脉络膜内黑色素细胞或黑色素痣的恶变	先天性血管发育不良	多为血行转移,以乳腺癌转移多见	由炎症、外伤、血管性疾病引起,视网膜神经与色素上皮分离
发病特点	40～50 岁多见,成人眼球内最常见恶性肿瘤	20 岁以后多见,好发于男性,多单侧发病	单侧多见	常合并视网膜卜枳液
病变形态	蘑菇状、双凸形、卵圆形、新月形,向玻璃体内突出,多位于眼球后极部	脉络膜局限性或弥漫性增厚,局限者呈透镜或轻度拱门形,多位于眼球后极部	眼球后极部脉络膜扁平状或丘状隆起,表面不光滑	典型者呈"V"形,尖端连于视盘
眼球	多无改变	多无改变	多无改变	多无改变
视网膜脱离	常见	弥漫性者常见	常见	均可见
信号特征	T_1WI 高信号,T_2WI 低信号	T_1WI 等信号,T_2WI 高信号	T_1WI 和 T_2WI 均呈较高信号	早期呈长 T_1、长 T_2 信号,后期(≥4 周)均呈高信号
强化特点	中度强化	明显强化	轻度至中度强化	无强化
备注	—	弥漫性者多伴有 Sturge-Weber 综合征	有原发恶性肿瘤,可明确诊断	—

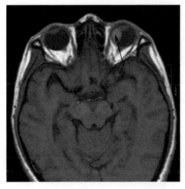

(A) 轴位 T_1WI

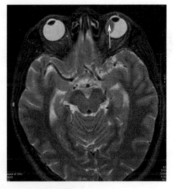

(B) 轴位 T_2WI

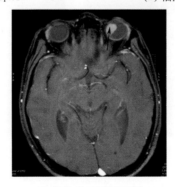

(C) 轴位 T_1WI 增强扫描

图 2-2-9　脉络膜黑色素瘤 MRI 表现

左侧眼球内侧见类椭圆形短 T_1、短 T_2 信号肿块影,边界较清晰;增强扫描明显强化（→）

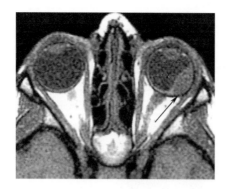

(A) 轴位 T_1WI

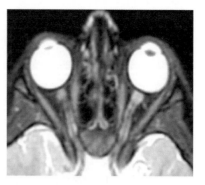

(B) 轴位压脂序列 T_2WI

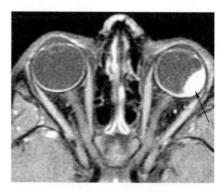

(C) 轴位压脂序列 T_1WI 增强扫描

图 2-2-10　脉络膜血管瘤 MRI 表现

左侧眼环后部局限性增厚，呈透镜状（→），病灶呈等 T_1、长 T_2 信号
改变，T_2WI 信号与玻璃体信号类似；增强扫描病灶明显均匀强化

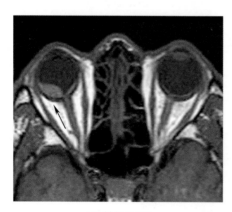

(A) 轴位 T_1WI

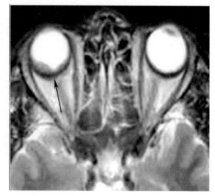

(B) 轴位压脂序列 T_2WI

图 2-2-11

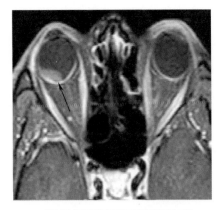

(C) 轴位压脂序列 T₁WI 增强扫描

图 2-2-11 脉络膜转移瘤 MRI 表现

右侧眼球后部脉络膜呈丘状突起（→），呈 T₁WI、T₂WI 稍高信号影；增强扫描病灶轻微强化

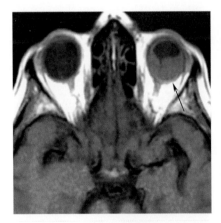

(A) 轴位 T₁WI

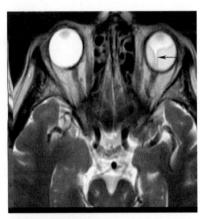

(B) 轴位 T₂WI

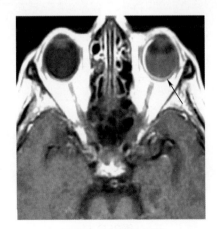

(C) 轴位 T₁WI 增强扫描

图 2-2-12 视网膜脱离 MRI 表现

左侧眼球玻璃体内可见弧形 T₁WI 稍高、T₂WI 高信号影（→），呈 "V"

形改变，尖端连于视盘，增强扫描病灶未见明显强化

4. 累及眼外肌疾病的鉴别诊断

项目	Graves 病 （图 2-2-13）	炎性假瘤 （肌炎型） （图 2-2-14）	颈动脉 海绵窦瘘 （图 2-2-15）
临床 表现	多见于成人，双侧多见，临床上有突眼伴甲状腺功能亢进（甲亢）	多见于儿童，单侧多见，临床表现为发热疼痛、眼睑红肿、结膜充血水肿、白细胞升高	单侧多见，搏动性突眼，患侧眼眶、额部、颞部及耳后有血管杂音
病变 特点	除累及眼外肌外，也可累及球后脂肪、巩膜	单纯累及眼外肌少见，还可累及球后脂肪、视神经、巩膜、泪腺	除累及眼外肌外，典型表现为眼上静脉增粗
眼外肌 形态	肌腹增粗，肌腱不增粗，以下直肌、内直肌、上直肌受累多见	肌腹和肌腱均增粗，常累及单条眼外肌，以上直肌、内直肌为主	所有眼外肌均弥漫性增粗
信号 特征	T_1WI 为等或稍低信号，T_2WI 为高信号，晚期 T_1WI 和 T_2WI 均呈低信号	T_1WI 和 T_2WI 均呈等信号	T_2WI 眼外肌呈高信号，眼上静脉扩张，表现为流空信号
强化 特点	眼外肌不同程度强化	眼外肌弥漫性强化	增粗的眼上静脉明显强化
备注	80％伴有甲亢	激素治疗有效	脑血管造影或数字减影血管造影（DSA）可确诊本病

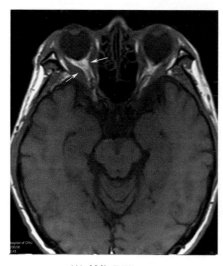 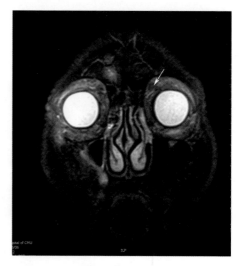

(A) 轴位 T_1WI　　　　　　　(B) 冠状位 T_2WI

图 2-2-13　Graves 病 MRI 表现

轴位 T_1WI、冠状位 T_2WI 可见双侧眼外肌肌腹增粗（→）

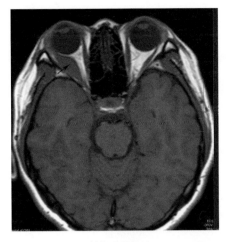

(A) 轴位 T$_1$WI

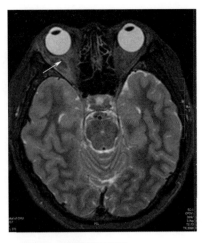

(B) 轴位 T$_2$WI

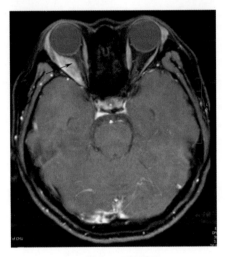

(C) 轴位 T$_1$ 压脂增强

图 2-2-14　炎性假瘤（肌炎型） MRI 表现

右眼外直肌明显增粗，T$_1$WI 呈等信号，T$_2$WI 欠均匀，可见稍长 T$_2$ 信号，轮廓毛糙；
增强扫描可见病变呈不均匀强化（→），边缘强化为主，右侧视神经受压改变

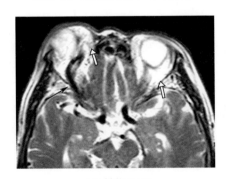

(A) 轴位 T$_2$WI

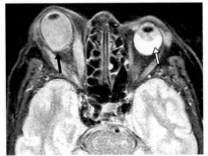

(B) 轴位 FLAIR

图 2-2-15　颈动脉海绵窦瘘 MRI 表现

T$_2$WI 可见右侧眼上静脉增粗迂曲，呈"流空效应"无信号（→）；FLAIR 可见右侧海绵窦扩大，
并可见扭曲血管影，右眼球突出（➡），眼外肌增粗。左眼同时可见新月形高信号的视网膜脱离（⇨）

5. 眶内肿瘤的鉴别诊断

项目	淋巴管瘤 （图 2-2-16）	海绵状 血管瘤 （图 2-2-17）	炎性假瘤 （肿块型） （图 2-2-18）	神经鞘瘤 （图 2-2-19）	神经纤维瘤 （局限型） （图 2-2-20）	横纹肌 肉瘤 （图 2-2-21）
好发 年龄	儿童多见	20～40 岁	40 岁以上	青壮年	30～50 岁	10 岁以下
好发 部位	肌锥外	肌锥内	肌锥	肌锥内外	眼眶上象限	易侵及整个眼眶
病灶 形态	分叶状，不 规则	圆形或类 圆形	不规则	类圆形，侵入 颅内呈"哑铃状"	椭 圆 形 或 梭形	生长快，分叶状， 边界清
出血、 坏死、 囊变	易出血、囊变	内可见血栓	一般无	易多发囊变	可囊变	少见
信号 特征	T_1WI 从低至 高信号不等， T_2WI 高信号	T_1WI 低信 号，T_2WI 高信 号	T_1WI 低信 号，T_2WI 高信 号，少数 T_2WI 低信号	T_1WI 低或稍 高信号，T_2WI 高信号	T_1WI 等信 号，T_2WI 高信 号	T_1WI 低信号， T_2WI 高信号
强化 特点	立即强化，囊 边缘强化	渐进性不均 匀明显强化	明显强化	不均匀强化	轻中度强化	中度强化
备注	囊性多见	CT 上小圆 形钙化，为血管 瘤特征性表现	红、肿、热、痛 炎症表现，激素 治疗有效	视神经不含 施万细胞，所以 不发生神经鞘 瘤	可合并神经 纤维瘤病，弥漫 型、丛状型易发 生于眼睑	进展迅速的单眼 突出，眶壁侵袭性 破坏

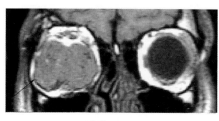

(A) 冠状位 T_1WI

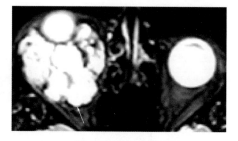

(B) 轴位压脂序列 T_2WI

图 2-2-16　淋巴管瘤 MRI 表现

右侧眶内肌锥内外可见菜花状肿块影（→），T_1WI 等及稍低信号，
T_2WI 明显高信号改变，其内散在分隔影，右侧眼球前突

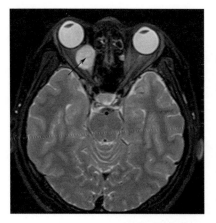 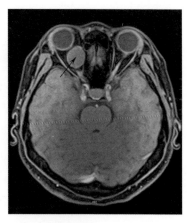

(A) 轴位 T$_2$WI　　　　　　　　(B) 轴位压脂 T$_1$WI 增强扫描

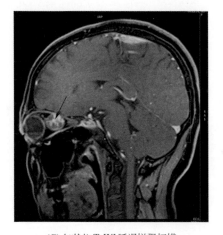

(C) 矢状位 T$_1$WI 延迟增强扫描

图 2-2-17　海绵状血管瘤 MRI 表现

右侧眼眶球后肌锥内上部可见类圆形长 T$_2$ 信号灶；增强扫描肿块不均匀
渐近性强化 (→)，右侧视神经受压、扭曲

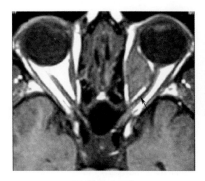 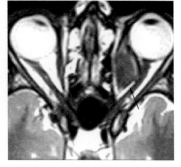

(A) 轴位 T$_1$WI　　　　　　　　(B) 轴位压脂序列 T$_2$WI

图 2-2-18

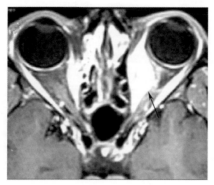

(C) 轴位压脂序列 T_1WI 增强扫描

图 2-2-18　炎性假瘤（肿块型）MRI 表现

左眶内内直肌缘可见梭形软组织信号肿块影（→），呈 T_1WI 稍低信号、T_2WI 低信号改变，
与内直肌分界不清，增强扫描明显强化。邻近筛窦黏膜肥厚、强化

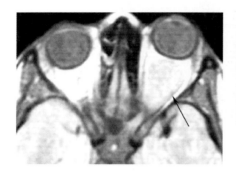

(A) 轴位 T_1WI

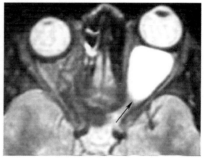

(B) 轴位压脂序列 T_2WI

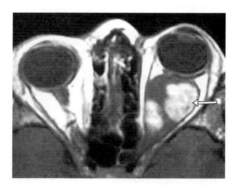

(C) 轴位 T_1WI 增强扫描

图 2-2-19　神经鞘瘤 MRI 表现

左眶肌锥内可见梭形肿块影（→），呈 T_1WI 稍高信号、T_2WI 明显增高
囊性信号改变，增强扫描囊内多发结节状强化灶（⇨）

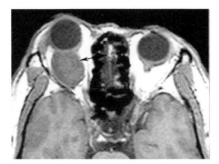

(A) 轴位 T₁WI

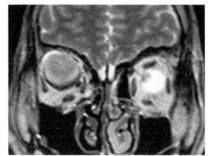

(B) 冠状位 T₂WI

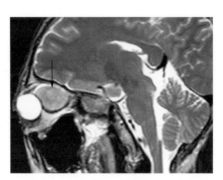

(C) 矢状位 T₂WI

图 2-2-20　神经纤维瘤（局限型）MRI 表现

右侧眼球后方眼眶上象限见梭形肿块（→），边缘光滑清楚，呈略长 T₁、长 T₂
信号，信号不均，眼球受压前突，视神经及眼外肌受压移位，与病变分界清楚

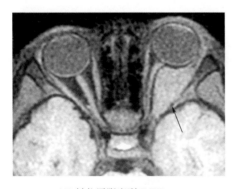

(A) 轴位压脂序列 T₁WI

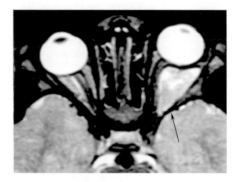

(B) 轴位压脂序列 T₂WI

图 2-2-21　横纹肌肉瘤 MRI 表现

左眶外侧可见扁丘状肿块（→），信号稍低于脑实质，视神经受压移位，眼眶
外壁骨皮质低信号不连续；T₂WI 肿块信号不均匀，呈等高混杂信号

6. 视神经与视神经鞘病变的鉴别诊断

项目	视神经胶质瘤 (图 2-2-22)	视神经鞘脑膜瘤 (图 2-2-23)	视神经炎 (图 2-2-24)	转移瘤 (图 2-2-25)
好发年龄	10 岁以下	中年女性	年轻人	各年龄段均可
突眼特征	视力下降在突眼之前	视力障碍在突眼之后	无	后期可有突眼
病灶形态	视神经增粗扭曲,眶内部分呈梭形,侵入眶内呈"哑铃状"	梭形,多偏于视神经一侧	视神经弥漫或局部增厚,视交叉也受累,慢性者视神经萎缩	视神经增粗
钙化	少数钙化	可见斑点状、不规则钙化	无	无
信号特征	T_1WI 呈等或稍低信号,T_2WI 高信号	T_1WI 和 T_2WI 均呈中等信号	T_2WI 信号增高,尤其在压脂序列上	T_1WI 低信号,T_2WI 高信号
强化特点	轻度至中度强化	明显强化,呈双轨征	明显强化,部分仅视神经鞘强化	不同程度强化
备注	—	—	20% 伴有多发性硬化	多见于淋巴瘤和白血病转移

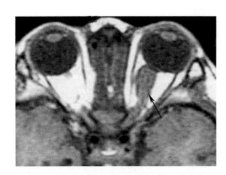

(A) 轴位 T_1WI

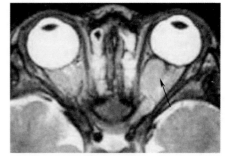

(B) 轴位 T_2WI

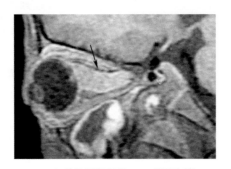

(C) 矢状位压脂序列 T_1WI 增强扫描

图 2-2-22 视神经胶质瘤 MRI 表现

左侧视神经增粗，蛇行状迂曲(→)，T_1WI 呈等信号；T_2WI 呈均匀略高信号；增强扫描增粗的视神经轻度均匀强化

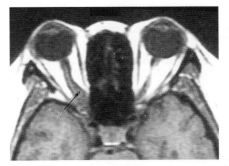

(A) 轴位 T$_1$WI

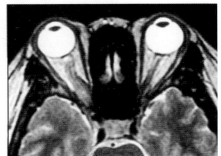

(B) 轴位 T$_2$WI

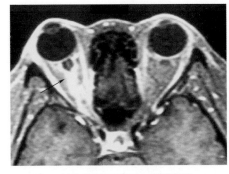

(C) 轴位压脂序列 T$_1$WI 增强扫描

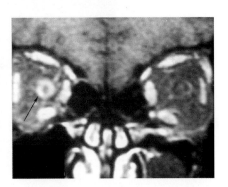

(D) 冠状位压脂序列 T$_1$WI 增强扫描

图 2-2-23　视神经鞘脑膜瘤 MRI 表现

右侧视神经管状增粗（→），信号均匀，T$_2$WI 肿块信号略增高，中心依稀可见条形纤细的视神经信号。轴位
增强扫描肿块明显强化，其内见正常视神经为低信号，为视神经鞘脑膜瘤的典型改变"轨道征"；冠状位增强
扫描可见低信号的正常视神经被明显强化的高信号肿瘤环绕，形成"环征"

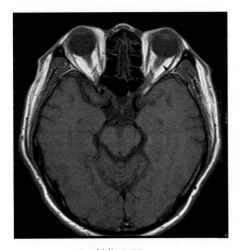

(A) 轴位 T$_1$WI

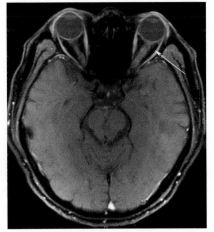

(B) 轴位压脂 T$_1$WI 增强扫描

图 2-2-24　视神经炎 MRI 表现

轴位 T$_1$WI 示左侧视神经均匀增粗；增强扫描呈轻度不均匀强化（→）

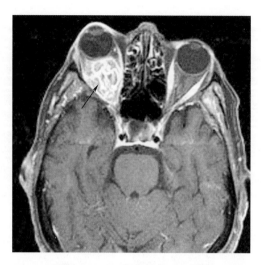

图 2-2-25　转移瘤 MRI 表现

轴位压脂序列 T_1WI 增强扫描可见右侧球后肌锥内不规则肿块影（→），

呈多发花环状强化，视神经显示不清，眼球前突

7. 泪腺肿瘤的鉴别诊断

项目	炎性假瘤(泪腺炎型) （图 2-2-26）	泪腺多形性腺瘤 （图 2-2-27）	泪腺腺样囊性癌 （图 2-2-28）	皮样囊肿 （图 2-2-2）
好发年龄	成年人	成年人	中青年,女性多见	青年人
病灶形态	类圆形,边界不清,较大者形状不规则,常累及眼外肌、眼睑等结构,常包绕眼球生长	类圆形,边界清楚,恶性者边界不清,形态不规则	类圆形或扁平状,边界欠规则,易沿眶外壁呈扁平状向眶尖区生长	类圆形
坏死、囊变	无	较大者常有囊变、坏死	少数伴液化、坏死	多数呈囊性
钙化	无	少见	少数散在点状钙化	无
眶壁骨质	无骨质破坏	压迫性吸收,恶性者眶壁骨质溶骨性破坏	虫蚀状破坏	压迫改变
信号特征	肿大泪腺呈长 T_1、长 T_2 信号	稍长 T_1、长 T_2 信号	稍长或等 T_1、长 T_2 信号	短 T_1、长 T_2 信号
强化特点	明显强化	轻中度不均匀强化	中度至明显强化	不强化
备注	临床上眼睑外侧红肿,皮质激素治疗有效	—	—	—

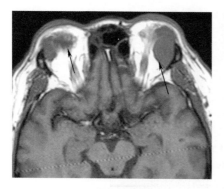
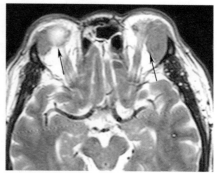

(A) 轴位 T_1WI　　　　　　　　　　(B) 轴位 T_2WI

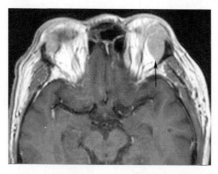

(C) 轴位 T_1WI 增强扫描

图 2-2-26　炎性假瘤（泪腺炎型）MRI 表现

双侧泪腺增大（→），T_1WI 呈均匀稍低信号、T_2WI 呈稍高信号，
泪腺后角呈锐角，边缘光滑清楚。增强扫描双侧泪腺中度均匀强化

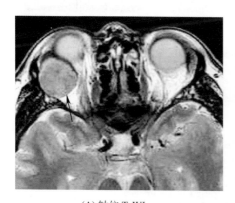
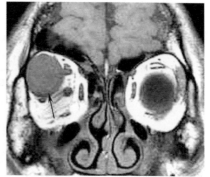

(A) 轴位 T_2WI　　　　　　　　　　(B) 冠状位 T_1WI

图 2-2-27

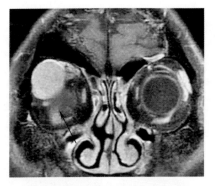

(C) 冠状位压脂序列 T₁WI 增强扫描

图 2-2-27　泪腺多形性腺瘤 MRI 表现

右眶外上象限泪腺窝见类圆形肿块（→），边缘光滑，呈均匀稍长 T₁、稍长 T₂ 信号，
泪腺窝开大，可见弧形压迹，眼外肌受压移位。增强扫描肿块中度均匀强化

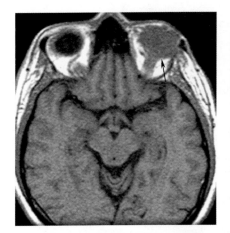

(A) 轴位 T₁WI

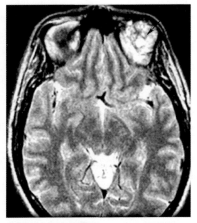

(B) 轴位 T₂WI

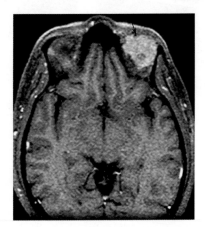

(C) 轴位压脂序列 T₁WI 增强扫描

图 2-2-28　泪腺腺样囊性癌 MRI 表现

左侧泪囊增大，呈等 T₁、稍长 T₂ 信号影（→），其内信号略欠均匀，
邻近眶壁骨质变薄、受侵；增强扫描病灶中等强化

三、耳部疾病鉴别诊断

1. 鼓室内软组织肿块的鉴别诊断

项目	胆脂瘤 （图 2-3-1）	肉芽肿 （图 2-3-2）	胆固醇肉芽肿 （图 2-3-3）	鼓室球瘤 （图 2-3-4）	面神经鞘瘤 （图 2-3-5）
好发部位	上鼓室、乳突窦	鼓室	鼓室	颈静脉窝	鼓室和乳突内
信号特征	T_1WI 低或稍高信号，T_2WI 稍高信号，信号多不均匀	T_1WI 低或中等信号，T_2WI 高信号	T_1WI 和 T_2WI 均呈高信号	T_1WI 等信号，T_2WI 高信号，较大者呈胡椒-盐征	T_1WI 低或中等信号，T_2WI 高信号
强化特点	无或轻度周边强化	强化明显	无强化或周边强化	强化明显	强化明显
备注	Prussak 间隙扩张，周围骨质破坏，边缘清、硬化，听小骨多破坏	周围骨质破坏轻，边缘不清，听小骨破坏轻	周围骨质及听小骨无破坏或破坏轻	骨破坏仅限于鼓室下壁，颈静脉窝扩大，听小骨无破坏，但多被包绕	鼓室段面神经管破坏，听小骨可破坏移位

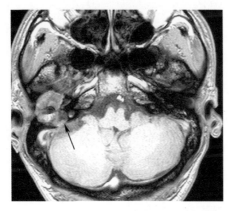

(A) 轴位 T_1WI

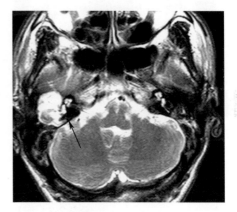

(B) 轴位 T_2WI

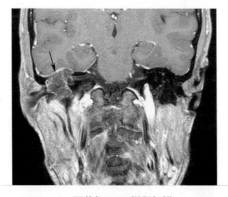

(C) 冠状位 T_1WI 增强扫描

图 2-3-1　胆脂瘤型慢性化脓性中耳乳突炎 MRI 表现

右侧中耳鼓室、鼓窦及鼓窦入口扩大，边缘光滑，内见不均匀 T_1WI 稍低信号，T_2WI 高信号（→），增强扫描右侧中耳病变边缘线状强化，病变向上发展，鼓室盖低信号不见，可见邻近硬脑膜线状明显强化，为合并硬脑膜炎

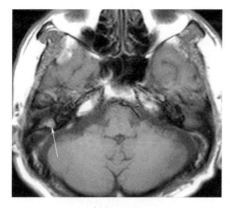
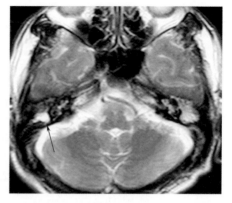

(A) 轴位 T_1WI (B) 轴位 T_2WI

图 2-3-2　鼓室内肉芽肿 MRI 表现

双侧乳突体积减小。双侧中耳鼓室及鼓窦内见多发斑片状 T_1WI 稍低信号、T_2WI 高信号灶，
提示双侧慢性化脓性中耳炎。同时右侧中耳鼓窦内见椭圆形 T_1WI 稍高、T_2WI 明显高信号灶（→）

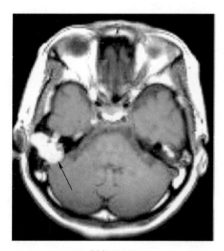
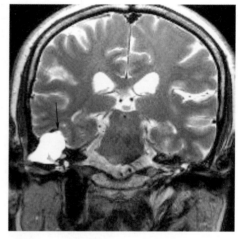

(A) 轴位 T_1WI (B) 冠状位 T_2WI

图 2-3-3　胆固醇肉芽肿 MRI 表现

中耳内巨大不规则肿块影（→），呈短 T_1、长 T_2 高信号，邻近颅中窝受压

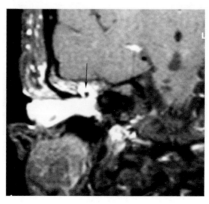

图 2-3-4　鼓室球瘤 MRI 表现

冠状位 T_1WI 增强扫描可见较大软组织肿块影（→）起始于中耳黏膜经鼓膜向外耳道突入，增强扫描明显强化

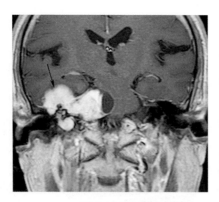 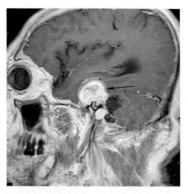

(A) 冠状位 T_1WI 增强扫描　　　　　　(B) 矢状位 T_1WI 增强扫描

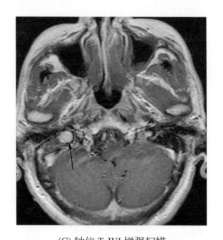

(C) 轴位 T_1WI 增强扫描

图 2-3-5　面神经鞘瘤 MRI 表现

右侧颅后窝桥小脑角区及颅中窝见不规则形肿块（→），突入内听道并使其扩大，冠状位增强扫描
可显示病变的全貌：经由桥小脑角区、内听道、内耳、鼓室后下行达乳突段。轴位及矢状位
增强扫描可见病变向下发展累及面神经乳突段

2. 岩尖囊性病变的鉴别诊断

项目	胆固醇肉芽肿 （图 2-3-6）	胆脂瘤 （图 2-3-7）	黏液囊肿 （图 2-3-8）	岩尖脑膨出 （图 2-3-9）	颈内动脉瘤 （图 2-3-10）
病灶 形态	囊性,边界光滑	囊性,边界光滑	囊性,边缘光滑	囊状,边缘光滑	囊状,边缘欠光滑
岩尖 改变	岩尖膨大	岩尖膨大,边缘 硬化	部分岩尖膨大, 可有边缘硬化	膨大,病变与 Meckel 腔连续	岩尖骨质破坏,颈 动脉管扩张
信号 特征	T_1WI 和 T_2WI 均 呈高信号	T_1WI 低或稍高 信号, T_2WI 高信 号;包膜等信号	T_1WI 低信号, T_2WI 高信号	T_1WI 等信号, T_2WI 高信号	T_1WI 等、低、高混 杂信号, T_2WI 混杂 信号
强化 特点	仅包膜强化	无强化	无强化	轻度环形强化	不均匀强化
备注	—	—	—	—	MRA 和 DSA 可 确诊

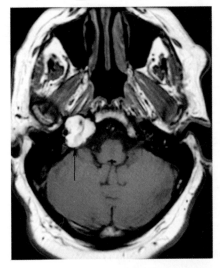
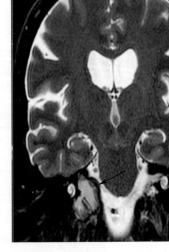

(A) 轴位 T_1WI (B) 冠状位 T_2WI

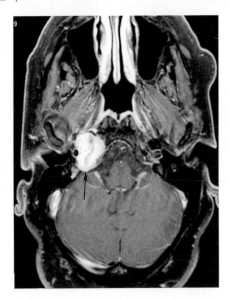

(C) 轴位压脂序列 T_1WI 增强扫描

图 2-3-6　胆固醇肉芽肿 MRI 表现

右侧岩尖分叶状囊性病灶（→），边界清晰，呈短 T_1、长 T_2
高信号改变。增强扫描未见明显强化

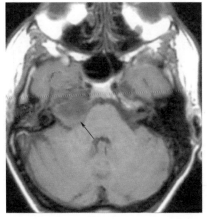
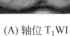

(A) 轴位 T_1WI

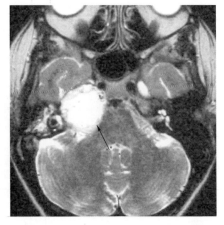

(B) 轴位 T_2WI

图 2-3-7　胆脂瘤 MRI 表现

右侧岩尖椭圆形肿块影（→），呈 T_1WI 稍低信号、T_2WI 高信号改变，边界模糊，右侧乳突亦可见斑点状软组织信号影，呈长 T_2 信号改变，提示合并右侧中耳乳突炎

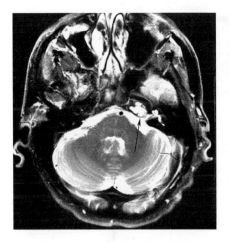

图 2-3-8　黏液囊肿 MRI 表现

轴位 T_2WI 可见左侧岩尖椭圆形
长 T_2 囊性信号灶（→），
边界清楚，其内可见
细小分隔影

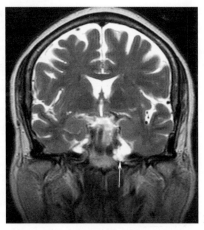

图 2-3-9　岩尖脑膨出 MRI 表现

冠状位 T_2WI 可见左侧 Meckel 腔
（三叉神经腔）向岩骨尖延伸，呈长
T_2 囊性信号改变（→），与脑脊液
信号相似。右侧正常 Meckel 腔
下缘可见岩骨尖骨质包绕

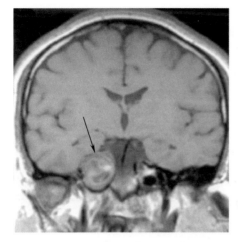
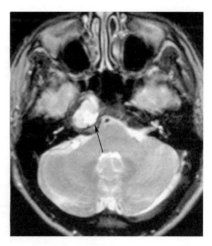

(A) 冠状位 T_1WI (B) 轴位 T_2WI

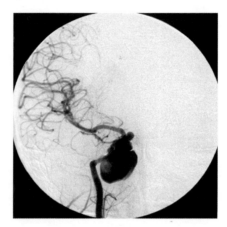

(C) DSA

图 2-3-10　颈内动脉瘤

右侧岩尖可见椭圆形肿块影（→），T_1WI 呈等、低、高混杂信号改变，T_2WI 以高信号为主，其内信号不均，周围可见低信号环围绕，DSA 证实为颈内动脉瘤

3. 岩尖实性病变的鉴别诊断

项目	脑膜瘤 （图 2-3-11）	软骨肉瘤 （图 2-3-12）	脊索瘤 （图 2-3-13）
好发部位 及形态	岩骨后部宽基底肿块	岩枕裂或蝶枕裂间不规则肿块	颅底中线斜坡处不规则肿块
岩尖 改变	受压改变	骨质破坏	骨质破坏
信号 特征	T_1WI 和 T_2WI 均呈等或略高信号	T_1WI 均匀低信号，T_2WI 欠均匀高信号	T_1WI 等或稍低信号，T_2WI 不均匀高信号
强化 特点	均匀强化，可见脑膜尾征	明显强化或点状强化	不均匀轻微强化

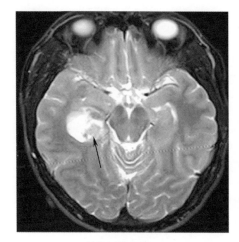
(A) 轴位压脂序列 T$_2$WI

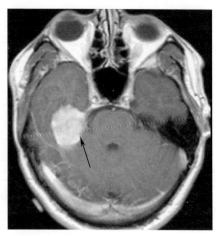
(B) 轴位 T$_1$WI 增强扫描

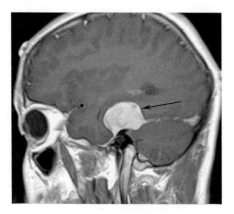
(C) 矢状位 T$_1$WI 增强扫描

图 2-3-11 脑膜瘤 MRI 表现

右侧岩尖可见椭圆形软组织肿块影（→），呈长 T$_2$ 信号改变，邻近脑回受压，
增强扫描均匀强化并可见脑膜尾征

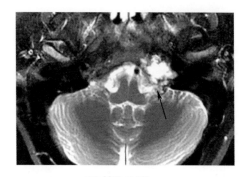
(A) 轴位 T$_2$WI

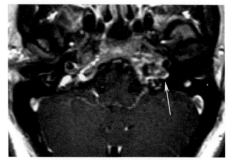
(B) 轴位 T$_1$WI增强扫描

图 2-3-12 软骨肉瘤 MRI 表现

左侧岩尖局部骨质膨大，其内可见不规则长 T$_2$ 信号肿块影（→），边界模糊、不清，增强扫描明显花环状强化

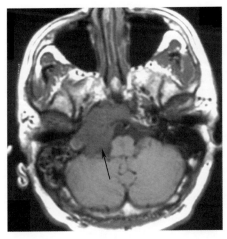 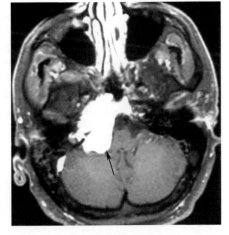

(A) 轴位 T₁WI   (B) 轴位 T₁WI增强扫描

图 2-3-13　脊索瘤 MRI 表现

颅底中线斜坡处可见不规则肿块影（→），累及左侧枕骨斜坡，T_1WI稍低信号改变，增强扫描明显强化

四、鼻旁窦和鼻腔疾病鉴别诊断

1. 鼻腔常见疾病的鉴别诊断

项目	鼻息肉 （图 2-4-1）	内翻乳头状瘤 （图 2-4-2）	血管瘤 （图 2-4-3）	淋巴瘤 （图 2-4-4）	嗅神经母细 胞瘤（图 2-4-5）	鼻腔癌 （图 2-4-6）
好发 年龄	成年人	40 岁以上 男性	中青年人	中年男性	11～20 岁， 51～60 岁	中老年人
好发 部位	中鼻道和筛 窦，单侧或双侧 发病	鼻腔外侧壁 中后部，单侧 发病	邻近中下鼻 甲黏膜或鼻 中隔	鼻腔前部或 下鼻甲	鼻腔上部、筛 窦顶，常侵犯眼 眶或颅内	鼻腔，常侵犯鼻 窦、眼眶、颅底等 结构
病灶 形态	多发结节，边 界光滑	规则或不规 则，边界较清楚	类圆形，边缘 光滑	单发类圆形， 边缘光滑	不规则肿块	不规则，边缘不 光滑
鼻窦 骨质	可侵蚀骨质， 也可伴骨质硬 化	多为外压性 改变，恶性者可 侵蚀状破坏	压迫性骨吸 收或膨大	鼻甲破坏，肿 瘤较大时可破 坏周围骨质	侵蚀破坏	多为侵袭性、溶 骨性破坏
信号 特征	T_1WI和T_2WI 混杂信号	T_1WI 等信 号，T_2WI 高信 号，出血时呈短 T_1 信号	T_1WI 等或稍 低信号，T_2WI 低或高信号	T_1WI 低或等 信号，T_2WI 中 等或高信号	T_1WI 低信 号，T_2WI 较高 信号	T_1WI 等或稍低 信号，T_2WI 稍高 信号，其内信号不 均
强化 程度	轻度环形强 化或无强化	轻度至中度 强化	明显强化	轻度至中度 强化	中度强度	轻度至中度 强化
备注	—	易复发和 恶变	—	多为非霍奇 金淋巴瘤(NHL)		

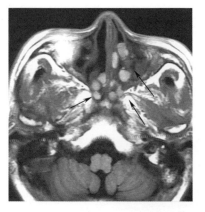
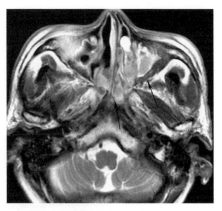

(A) 轴位 T_1WI　　　　　　　　　　　　　(B) 轴位 T_2WI

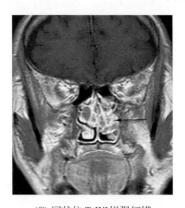

(C) 冠状位 T_1WI增强扫描

图 2-4-1　鼻息肉 MRI 表现

双侧鼻腔及筛窦内见多房状异常信号（→），多呈囊状 T_1WI 高信号，部分呈等低信号，周围环以等低信号黏膜；T_2WI 病变呈不同程度高信号，部分呈等低信号，同时可见左上颌窦炎症。增强扫描病变呈多房状，可见线状黏膜强化，内部囊状结构无强化，病变位于双侧中鼻道、上鼻道及筛窦

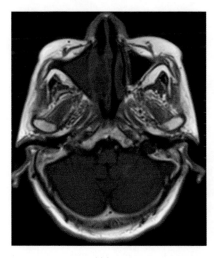
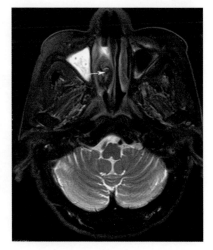

(A) 轴位 T_1WI　　　　　　　　　　　　　(B) 轴位 T_2WI

图 2-4-2

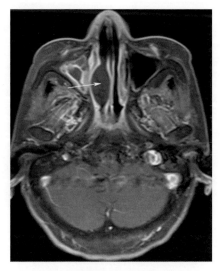

(C) 压脂轴位 T$_1$WI增强扫描

图 2-4-2　内翻乳头状瘤 MRI 表现

右侧鼻腔内侧见不规则形混杂信号影；增强扫描病变呈边缘环形不均匀强化（→），邻近骨质受压变薄，右侧中下鼻甲骨质破坏，病变向上颌窦内突

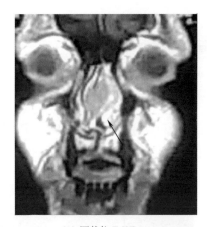

(A) 冠状位 T$_1$WI

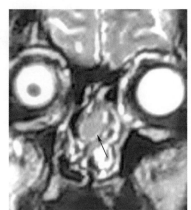

(B) 冠状位 T$_2$WI

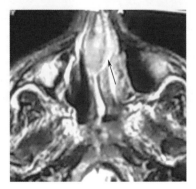

(C) 轴位 T$_1$WI增强扫描

图 2-4-3　血管瘤 MRI 表现

鼻中隔可见梭形软组织信号肿块影（→），T$_1$WI、T$_2$WI 稍低信号改变，增强扫描较均匀强化。受累鼻中隔扭曲

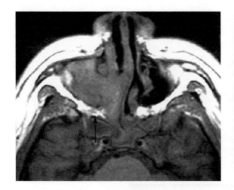
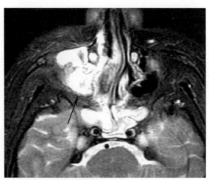

(A) 轴位 T_1WI　　　　　　　　　　　(B) 轴位 T_2WI

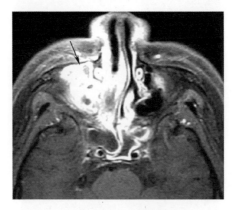

(C) 轴位 T_1WI增强扫描

图 2-4-4　淋巴瘤 MRI 表现

右侧鼻腔内可见软组织信号肿块影充填（→），累及右上颌窦，并可见肿块向上颌窦内突入，T_1WI 等信号，T_2WI 中等及高信号，增强扫描明显不均匀强化。同时右侧鼻唇沟皮下软组织亦可见类似软组织信号肿块影

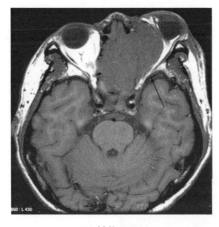
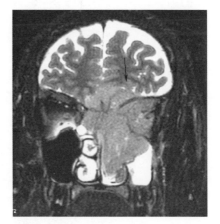

(A) 轴位 T_1WI　　　　　　　　　　　(B) 冠状位 T_2WI

图 2-4-5　嗅神经母细胞瘤 MRI 表现

鼻腔上部及筛窦顶可见不规则软组织肿块影（→），呈 T_1WI 稍低、
T_2WI 稍高信号，肿块侵及左侧眼眶，致左侧眼球前突，向上侵及颅内

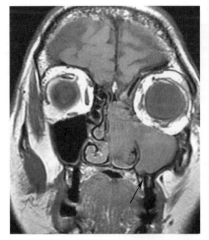
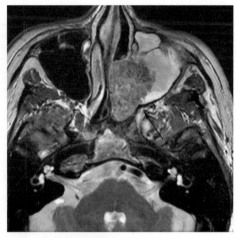

(A) 冠状位 T_1WI (B) 轴位 T_2WI

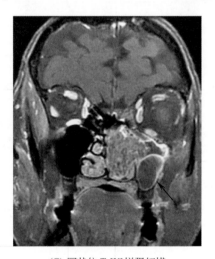

(C) 冠状位 T_1WI 增强扫描

图 2-4-6　鼻腔癌 MRI 表现

鼻腔左后部可见不规则软组织信号肿块影（→），T_1WI 稍低信号，T_2WI 稍高信号，其内信号混杂，
与高信号窦腔积液分界清晰，肿块经左上颌窦内壁突向左上颌窦，增强扫描不均匀强化

2. 鼻窦常见疾病的鉴别诊断

项目	化脓性鼻窦炎 （图 2-4-7）	真菌性鼻窦炎 （图 2-4-8）	内翻乳头状瘤 （图 2-4-2）	鼻窦息肉 （图 2-4-9）	鳞状细胞癌 （图 2-4-10）
好发 年龄	各年龄段	各年龄段	40 岁以上男性	成年人	中老年人
好发 部位	双侧多见,各窦腔均可发生	上颌窦最常见,通常只侵犯一个鼻窦	单侧多见,常起自鼻腔外侧壁,向上颌窦侵犯	中鼻道和筛窦,单侧或双侧发病	$50\% \sim 65\%$ 起源于上颌窦
病灶 形态	黏膜不规则增厚,常合并息肉,急性期可见气-液平面	软组织肿块,常伴有斑块状、沙粒状钙化	规则或不规则,边界较清楚	多发结节,边界光滑或弥漫不规则软组织密度影	不规则肿块,可伴出血、囊变,少数伴钙化

项目	化脓性鼻窦炎 (图 2-4-7)	真菌性鼻窦炎 (图 2-4-8)	内翻乳头状瘤 (图 2-4-2)	鼻窦息肉 (图 2-4-9)	鳞状细胞癌 (图 2-4-10)
鼻窦骨质	增厚硬化	破坏多位于上颌窦内壁,其余窦壁骨质增生肥厚	受压变薄,大肿块可破坏骨质	骨质受侵或骨质硬化	弥漫性骨质破坏
信号特征	急性者呈长 T_1、长 T_2 信号,慢性者 T_1WI 和 T_2WI 信号逐渐减低	T_1WI、T_2WI 高或高低混杂信号,周边可呈高信号	T_1WI 和 T_2WI 表现为低至中等信号	T_1WI 和 T_2WI 混杂信号	T_1WI 和 T_2WI 多为中等信号
强化特点	边缘强化	无强化或外周炎症时边缘明显强化	中度较均匀强化	边缘波纹状或锯齿状强化,少数不均匀强化或无强化	中度至明显不均匀强化

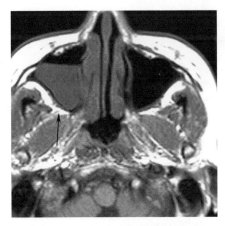

(A) 轴位 T_1WI

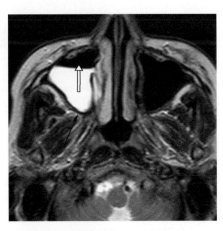

(B) 轴位 T_2WI

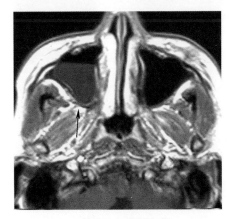

(C) 轴位 T_1WI 增强扫描

图 2-4-7　急性上颌窦炎 MRI 表现

右侧上颌窦黏膜增厚,窦腔积液 (→),可见气-液平面 (⇨),T_1WI 呈中等
信号,T_2WI 呈高信号;增强扫描右侧上颌窦黏膜增厚,明显强化

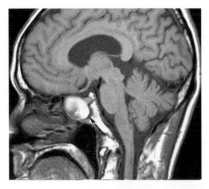
(A) 矢状位 T$_1$WI

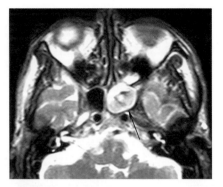
(B) 轴位 T$_2$WI

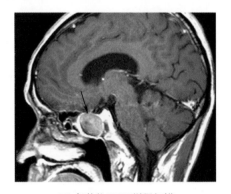
(C) 矢状位 T$_1$WI增强扫描

图 2-4-8　真菌性鼻窦炎 MRI 表现

左侧蝶窦内椭圆形病变（→），T$_1$WI、T$_2$WI 呈不均匀等信号，其内
可见极低信号影，提示钙化，增强扫描窦壁弧形强化

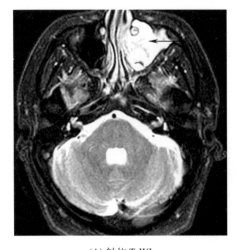
(A) 轴位 T$_2$WI

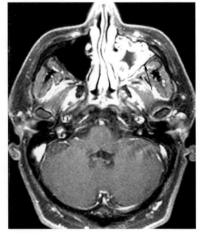
(B) 轴位 T$_1$WI增强扫描

图 2-4-9　鼻窦息肉 MRI 表现

左侧上颌窦软组织信号肿块影突向左侧鼻腔（→），边界不清，
呈长 T$_2$ 信号改变；增强扫描病灶明显环形强化

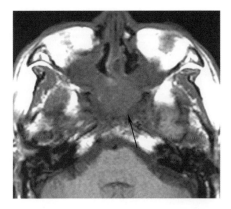

(A) 轴位 T₁WI

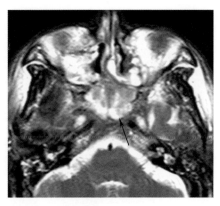

(B) 轴位 T₂WI

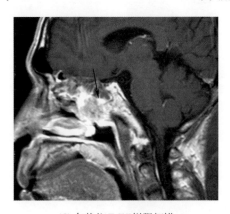

(C) 矢状位 T₁WI增强扫描

图 2-4-10　蝶窦鳞状细胞癌 MRI 表现

蝶窦内见不规则肿块（→），T₁WI、T₂WI 呈等信号，其内信号不均，形态不整，边界不清，蝶窦窦壁及斜坡骨质破坏。增强扫描肿物明显不均匀强化，窦腔炎性病变中心无强化，周围线状黏膜强化

3. 鼻窦囊肿的鉴别诊断

项目	黏膜下囊肿 （图 2-4-11）	黏液囊肿 （图 2-4-12）	牙源性囊肿 （图 2-4-13）
病因	由于黏液腺导管阻塞，黏液积存，腺腔扩大所致；或由于血浆外渗，积存在黏膜下层而导致	由于窦口阻塞而造成窦腔膨胀性病变	由牙齿发育障碍或牙齿病变所引起的囊肿，包括含牙囊肿和根尖周囊肿
好发年龄	各年龄段	中老年人	青年人
好发部位	常见于上颌窦	额窦多见，其次为筛窦、上颌窦和蝶窦	上颌牙槽突或上颌窦前壁的骨内
病灶形态	圆形或卵圆形，沿窦壁走形，边界光滑	类圆形，多较大	囊状，内含完整或不完整牙齿
鼻窦骨质	骨质轻度硬化	窦壁膨胀变薄、局部吸收	周围骨质受压，吸收变薄
信号特征	T₁WI 为低或中等信号，T₂WI 为高信号	长 T₁、长 T₂ 信号，蛋白含量高时 T₁ 信号变短，囊内容物干涸时，T₁WI 和 T₂WI 均无信号	T₁WI 低信号，T₂WI 高信号，内含牙齿在 T₁WI 和 T₂WI 上均为低信号
强化特点	囊壁轻度强化	囊壁轻度强化	囊壁轻中度环形强化

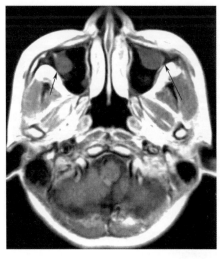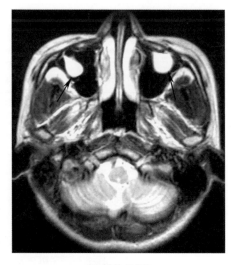

(A) 轴位 T₁WI   (B) 轴位 T₂WI

图 2-4-11　上颌窦黏膜下囊肿 MRI 表现

双侧上颌窦内基底部位于窦壁的球形 T₁WI 稍低信号灶（→），
边缘光滑；T₂WI 呈均匀长 T₂ 信号，轮廓光整

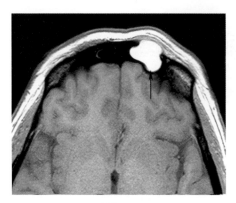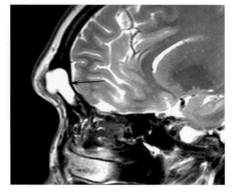

(A) 轴位 T₁WI   (B) 矢状位 T₂WI

图 2-4-12　黏液囊肿 MRI 表现

左侧额窦膨大，前壁变薄并可见弧形压迹，其内充满均匀的短
T₁ 高信号；T₂WI 左额窦内呈均匀长 T₂ 高信号（→）

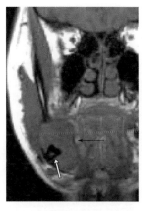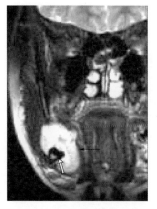

(A) 冠状位 T₁WI   (B) 冠状位 T₂WI

图 2-4-13　牙源性囊肿 MRI 表现

右侧下颌骨下颌角处骨质膨大，可见椭圆形囊性长 T₁、

长 T₂ 信号灶（→），边界清晰，其内可见牙齿影包含其中（⇨）

五、咽喉部疾病鉴别诊断

1. 颈部常见疾病的鉴别诊断

项目	淋巴结转移 （图 2-5-1）	淋巴瘤 （图 2-5-2）	神经鞘瘤 （图 2-5-3）	颈动脉体瘤 （图 2-5-4）	脂肪瘤 （图 2-5-5）	脓肿 （图 2-5-6）
好发年龄	成年人	50 岁以上男性	中年人	30～40 岁女性	青壮年	各年龄组
好发部位	颈动脉鞘后方或前方	咽后组淋巴结、颈静脉链周围及颈后三角区	颈动脉和颈内静脉后方	颈动脉分叉部	咽旁间隙	咽旁间隙
周围结构	脂肪间隙部分或全部消失	咽旁间隙受压外移	颈动脉、颈静脉向外或向前移位	颈内动脉、颈外动脉分离，颈内静脉向后外移位	咽旁间隙扩大，周围结构受压	软组织肿胀，脂肪间隙消失
病灶形态、大小	形态部分不规则，边界模糊	形态规则，边界多清晰	圆形或卵圆形	梭形或长椭圆形	团块状	类圆形，边界不清楚
出血、坏死、囊变	中心坏死	坏死少见	可囊变、坏死	一般无	无	中心坏死
信号特征	T₁WI等或略高信号，T₂WI等或高信号	T₁WI 信号略低于肌肉，T₂WI 等信号	T₁WI 等信号，T₂WI 高信号，囊变、坏死呈长 T₁、长 T₂ 信号	T₁WI 等信号，T₂WI 高信号，血管流空呈胡椒-盐征	T₁WI 高信号，T₂WI 较高信号	T₁WI 低信号，T₂WI 高信号，中心呈更明显长 T₁、长 T₂ 信号
强化特点	边缘不规则中度强化	轻中度强化，少数边缘强化	轻中度、不均匀强化	显著不均匀强化	无强化	环状强化

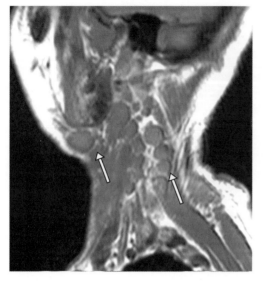

(A) 矢状位T$_1$WI

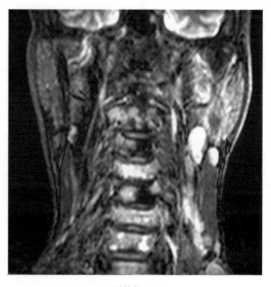

(B) 冠状位T$_2$WI

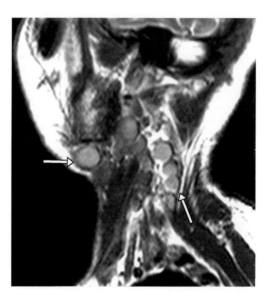

(C) 矢状位T$_1$WI增强扫描

图 2-5-1　腮腺癌淋巴结转移 MRI 表现

左侧腮腺内不规则团块影（→），边界欠清，病理证实为腮腺癌。左侧颈部可见
多发大小不等类圆形肿大淋巴结（⇨），T$_1$WI 呈与肌肉相近的
中等信号，边缘光滑，T$_2$WI 呈稍高信号，增强扫描不同程度环形强化

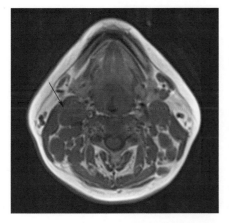

(A) 轴位 T_1WI

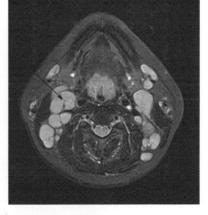

(B) 轴位 T_2WI

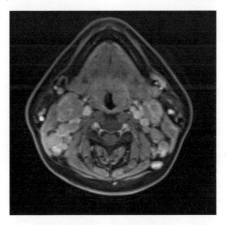

(C) 压脂轴位 T_1WI增强扫描

图 2-5-2　颈部淋巴瘤 MRI 表现

双侧颈部、锁骨上窝可见多发大小不等稍低 T_1、长 T_2 信号结节影（→），轮廓清楚；
增强扫描肿瘤周边强化较明显，其内轻度强化，信号较均匀

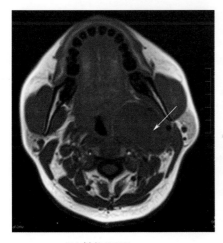

(A) 轴位 T_1WI

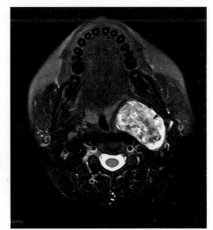

(B) 轴位 T_2WI

图 2-5-3

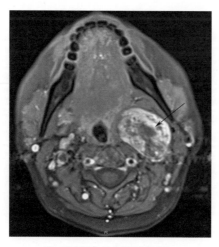

(C) 压脂轴位 T₁WI 增强扫描

图 2-5-3　颈部神经鞘瘤 MRI 表现

左侧颈部血管间隙椭圆形肿物，包膜完整，呈等 T₁ 混杂长 T₂ 信号改变，其内见斑片状短 T₂ 信号；
邻近颈内动静脉受压向前外移位；增强扫描肿物呈不均匀明显强化（→）

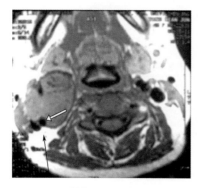

(A) 轴位 T₁WI

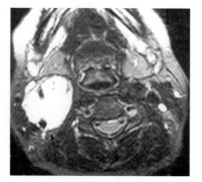

(B) 轴位压脂序列 T₂WI

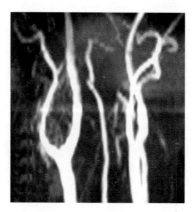

(C) MRA

图 2-5-4　颈动脉体瘤 MRI 表现

右侧颈动脉分叉处软组织肿块（→），其内见点条状流空血管（⇨），颈动脉分叉增大；T₂WI 肿块
呈明显高信号，轮廓清楚，颈内动脉及颈外动脉受压分离；MRA 可见右侧颈动脉分叉部
明显开大，颈内动脉和颈外动脉间距增宽

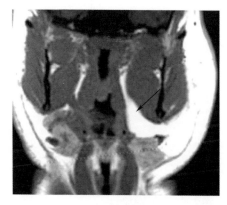
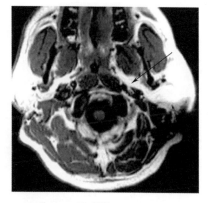

(A) 冠状位 T₁WI   (B) 轴位 T₂WI

图 2-5-5　脂肪瘤 MRI 表现

左侧颈部咽旁间隙可见条带状短 T₁、长 T₂ 高信号灶（→），
边界清晰，信号均匀，病变沿咽旁间隙蔓延至左侧甲状腺

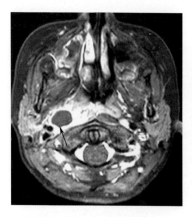
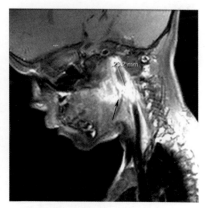

(A) 轴位压脂序列 T₁WI 增强扫描   (B) 矢状位 T₁WI 增强扫描

图 2-5-6　脓肿 MRI 表现

右侧咽旁间隙弥漫性肿胀(→)，增强扫描明显强化，其内可见
囊性液性坏死区，囊壁均匀厚壁环形强化，内壁光滑

2. 颈部囊性病变的鉴别诊断

项目	淋巴管瘤 (图 2-5-7)	腮裂囊肿 (图 2-5-8)	甲状舌管囊肿 (图 2-5-9)	结节性甲状腺肿囊变 (图 2-5-10)
好发 年龄	2 岁以前	儿童、青少年	青年、中年	30 岁以上女性
好发 部位	颈动脉间隙或颈外侧间隙	胸锁乳突肌前缘	舌骨下方至胸骨切迹之间中线或略偏一侧	甲状腺，病灶较大时突出颈部表面
病灶 形态	单房或多房囊性	圆形或卵圆形,壁薄而均匀光滑	圆形或卵圆形	类圆形,病灶内出现结节或沙粒样钙化提示癌变
信号 特征	T₁WI 低信号, T₂WI 高信号,偶可见液-液平面	T₁WI 低信号, T₂WI 高信号	T₁WI 低信号, T₂WI 高信号	T₁WI 低、等或高信号, T₂WI 高信号
强化 特点	囊壁及分隔轻度强化	囊壁轻微强化	囊壁强化	周围实质强化

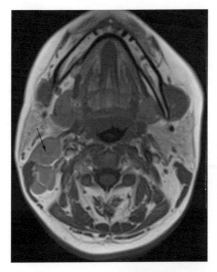
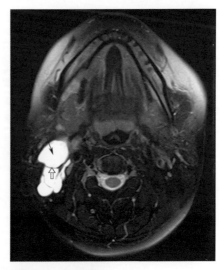

(A) 轴位 T$_1$WI   (B) 轴位 T$_2$WI

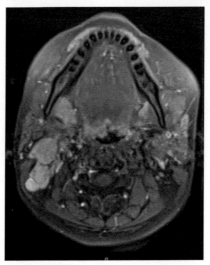

(C) 压脂轴位 T$_1$WI增强扫描

图 2-5-7　淋巴管瘤 MRI 表现

右颈部见不规则形团块影，呈稍短 T$_1$、长 T$_2$ 信号（→），内见多发分隔（⇨），
分隔呈中等信号，边界清楚光滑；邻近组织结构呈受压改变，
增强扫描病变中度均匀强化

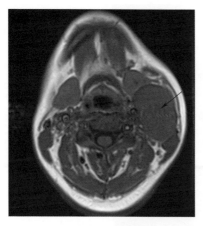

(A) 轴位 T₁WI

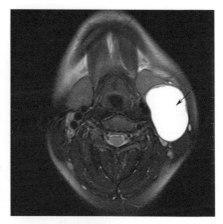

(B) 轴位 T₂WI

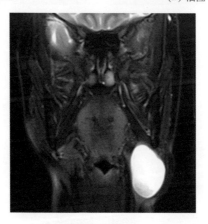

(C) 冠状位 T₂WI

图 2-5-8　腮裂囊肿 MRI 表现

左侧颌下区见囊状长 T₁、长 T₂ 信号，边界清楚光滑（→）；增强扫描囊壁均匀强化，左侧颌下腺受压前移

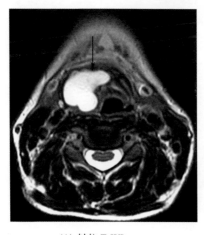

(A) 轴位 T₂WI

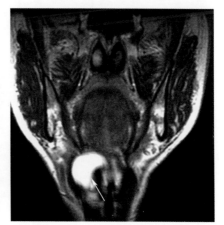

(B) 冠状位 T₂WI

图 2-5-9

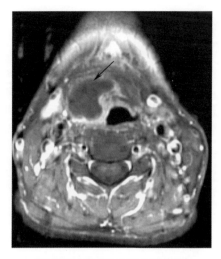

(C) 轴位压脂序列 T₁WI 增强扫描

图 2-5-9 甲状舌管囊肿 MRI 表现

舌骨下方至胸骨切迹之间中线右侧旁可见椭圆形长 T₂ 信号灶(→)，边界清晰，囊壁光滑，增强扫描囊壁强化

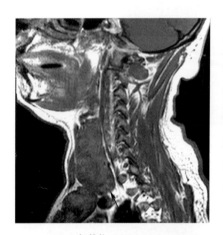

(A) 矢状位 T₁WI

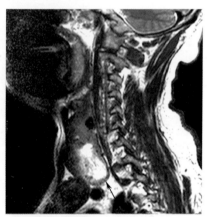

(B) 矢状位 T₂WI

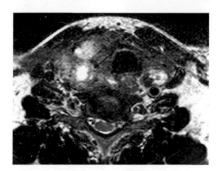

(C) 轴位 T₂WI

图 2-5-10 结节性甲状腺肿囊变 MRI 表现

甲状腺右叶增大，信号不均（→），内见多发结节，边界欠清楚，T₁WI 内结节呈等低信号，T₂WI 中心见斑片状更高信号区，提示囊变。矢状位 T₂WI 甲状腺上极见极低信号结节，为钙化灶

3. 鼻咽部疾病的鉴别诊断

项目	鼻咽癌 (图 2-5-11)	纤维血管瘤 (图 2-5-12)	淋巴瘤 (图 2-5-13)	脊索瘤 (图 2-5-13)	横纹肌肉瘤 (图 2-5-14)	腺样体肥大 (图 2-5-15)
好发 年龄	中年男性	青少年男性	50以上男性	20～40岁	6岁以下	幼儿
好发 部位	鼻咽顶部,其次为侧壁和咽隐窝	蝶骨体、枕骨斜坡、后鼻孔的骨膜	鼻咽顶部,可侵犯咽隐窝、鼻腔、口咽部	枕骨斜坡,沿中线向前向后发展	鼻咽部	鼻咽顶后壁中线处
周围 结构	颅底骨质侵袭性破坏	骨质压迫性吸收破坏	颅底骨很少破坏	局部骨质破坏,可形成骨外肿块	骨质轻度膨胀,溶骨性破坏	周围骨质可轻度受压
颈部 淋巴 结	有颈淋巴结肿大,中央常坏死	无肿大	颈部淋巴结肿大,中央很少坏死	一般无肿大	颈深淋巴结肿大、融合	无肿大
病灶 形态	不规则软组织肿块	类圆形、椭圆形或分叶状	鼻咽部软组织肿块比较明显	肿块常呈分叶状	较大的软组织肿块	范围广泛,一般双侧对称
信号 特征	T_1WI低、中信号,T_2WI中、高信号	T_1WI稍低信号,T_2WI高低混杂信号,内见流空血管	T_1WI和T_2WI均呈中等信号	高低混杂信号	T_1WI等信号,T_2WI高信号	T_1WI同周围肌肉信号,T_2WI略高于肌肉
强化 特点	轻度至中度强化	明显强化	轻度至中度强化	中度或明显强化	明显强化	轻度强化,黏膜线完整
备注	—	临床常有反复鼻出血,出血量较大	可单独发生,也可以是全身病变的一部分	病变内可见钙化	—	与慢性炎症表现基本相同

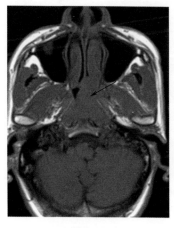
(A) 轴位 T_1WI

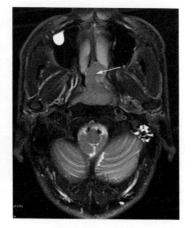
(B) 轴位 T_2WI压脂

图 2-5-11

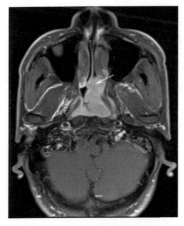

(C) 轴位 T₁WI 增强扫描

图 2-5-11　鼻咽癌 MRI 表现

鼻咽部软组织增厚，左侧为著，呈稍长 T₁、长 T₂ 信号，信号较均匀；增强扫描中度强化，咽隐窝消失，鼻咽腔变窄，左侧咽旁间隙受侵，层次不清。右侧上颌窦内见长 T₂ 高信号

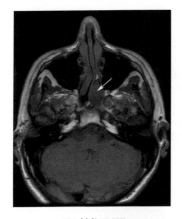

(A) 轴位 T₁WI

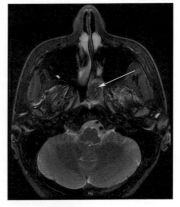

(B) 轴位 T₂WI

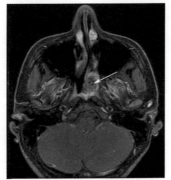

(C) 轴位 T₁WI 增强扫描

图 2-5-12　鼻咽纤维血管瘤 MRI 表现

左侧鼻咽顶壁见长 T₁、混杂 T₂ 信号影，其内信号不均，呈蜂窝样结构，突入鼻咽腔及后鼻孔；增强扫描肿块明显不均匀强化

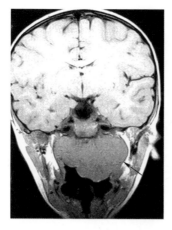
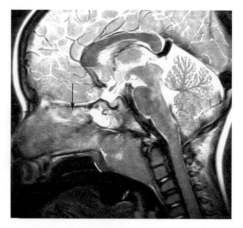

(A) 冠状位 T₁WI   (B) 矢状位 T₂WI

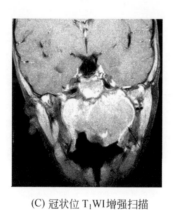

(C) 冠状位 T₁WI增强扫描

图 2-5-13　淋巴瘤 MRI 表现

鼻咽顶部分叶状软组织信号肿块影（→），累及咽隐窝、鼻腔及口咽部，
T₁WI 和 T₂WI 均呈中等信号，增强扫描边缘轻微强化

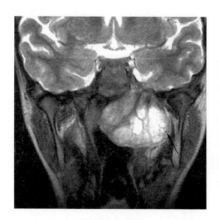
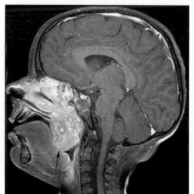

(A) 冠状位 T₂WI   (B) 矢状位 T₁WI增强扫描

图 2-5-14　横纹肌肉瘤 MRI 表现

左侧鼻咽部巨大软组织肿块影（→），T₂WI 信号不均，
呈囊实性改变，增强扫描明显不均匀强化

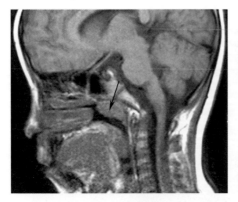

(A) 矢状位 T₁WI

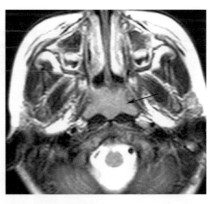

(B) 轴位 T₂WI

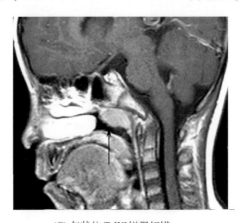

(C) 矢状位 T₁WI增强扫描

图 2-5-15　腺样体肥大 MRI 表现

鼻咽顶后壁软组织影（→）局限性前隆，边缘光滑，呈均匀 T₁WI 稍低、
T₂WI 稍高信号，局部气道变狭。增强扫描病变中等强化

4. 喉部结节状病灶的鉴别诊断

项目	喉癌(图 2-5-16)	声带息肉	乳头状瘤(图 2-5-17)	喉血管瘤(图 2-5-18)
好发年龄	50～70 岁男性	中青年	各年龄段	青少年
好发部位	声带前中 1/3、会厌	声带前中 1/3 边缘	单发位于声带,多发还可位于声门下区等	声带上或声带附近
邻近软骨	常受侵	无受侵	无受侵	无受侵
颈淋巴结转移	有	无	无	无
病灶形态	声带增厚或隆起,晚期不规则肿块	带蒂结节,边缘光整,常规难以显示	不规则,边界清楚,突向喉室	有蒂或无蒂不规则肿块
信号特征	T₁WI 略低至中等信号,T₂WI 中至高信号	T₁WI 低信号,T₂WI 中等或略高信号	T₁WI 略低信号,T₂WI 略高信号	T₁WI 等或略低信号,T₂WI 高信号
强化特点	中度强化	明显强化	较明显强化	明显强化
备注	喉镜确诊	喉镜确诊	喉镜确诊	病灶内可见钙化

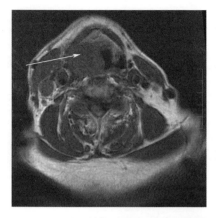

(A) 轴位 T₁WI

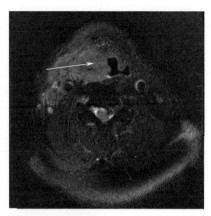

(B) 轴位 T₂WI

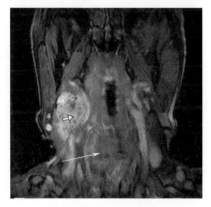

(C) 冠状位 T₁WI增强扫描

图 2-5-16　喉癌（声门上型）MRI 表现

右侧杓会皱襞、室带及声带可见 T_1 中等信号、T_2 高信号肿块，信号欠均匀；增强扫描呈中度强化（→），喉前庭及梨状窝变窄，气道变窄同侧可见肿大淋巴结，提示转移（⇨）

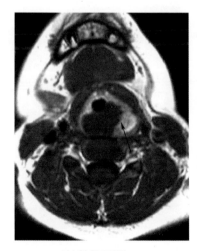

(A) 轴位 T₁WI

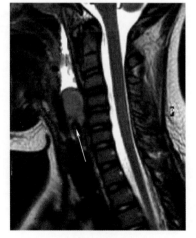

(B) 矢状位 T₂WI

图 2-5-17　乳头状瘤 MRI 表现

声带后部分叶状软组织肿块影（→），呈 T_1WI 低、T_2WI 稍高信号改变，边界清晰

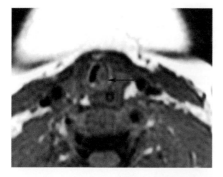
(A) 轴位 T₁WI

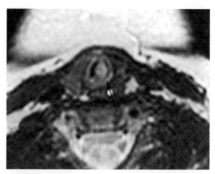
(B) 轴位 T₂WI

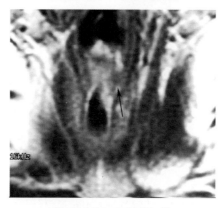
(C) 冠状位 T₁WI增强扫描

图 2-5-18　喉血管瘤 MRI 表现

环状软骨水平左侧壁可见椭圆形软组织肿块影（→），边界光滑，T₁WI 呈稍低信号，
T₂WI 信号明显增高，增强扫描病变位于声门下角，呈均匀强化

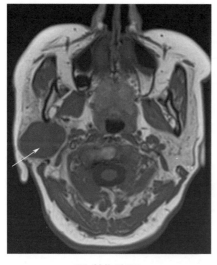
(A) 轴位 T₁WI

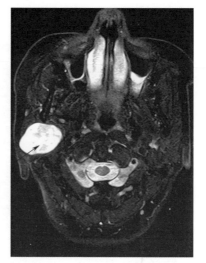
(B) 轴位 T₂WI

图 2-5-19　右侧腮腺多形性腺瘤 MRI 表现

右侧腮腺可见椭圆形肿块，呈等 T₁、长 T₂ 信号改变（→），边界清晰，
邻近结构轻度受压。双侧上颌窦见 T₂ 高信号影

5. 涎腺常见肿瘤的鉴别诊断

项目	多形性腺瘤 （图 2-5-19）	恶性混合瘤 （图 2-5-20）	乳头状囊腺瘤 （图 2-5-21）	黏液表皮样癌 （图 2-5-22）	腺样囊性癌 （图 2-5-23）	转移瘤 （图 2-5-24）	脓肿 （图 2-5-25）
临床特点	中老年女性多见，生长缓慢，质软、韧、可活动	常由多形性腺瘤恶变而来，质韧、活动差、表面溃疡、粘连	老年男性多见，双侧或多个活动肿块，质软，有波动感	中年女性多见，生长缓慢，质软，面瘫，皮肤粘连	中老年男性，生长慢，质硬	中老年多见，单发或多发局灶性病变，常来源于鼻咽部肿瘤	儿童、成人均可发生，一般由慢性涎腺炎发展而来，病变区红肿
好发部位	腮腺	腮腺	腮腺后下极	腮腺	小涎腺	腮腺	腮腺
病灶形态	圆形或分叶状，边缘清	边界不清	类圆形或椭圆形	不规则，边界不清	不规则，边界不清	类圆形，边界不清	不规则
出血、坏死、囊变	均可见	中央坏死	易囊变、坏死	可囊变、坏死	可囊变、坏死	中心可坏死	内可有液-液平面
信号特征	T_1WI 等或低信号，T_2WI 高信号，合并出血、坏死、囊变时信号不均匀	T_1WI 低信号，T_2WI 高信号，信号常不均匀，边界不清	囊性部分 T_1WI 低信号或高信号，T_2WI 高信号	T_1WI 中等信号，T_2WI 不均匀低信号，颈部淋巴结转移	T_1WI 中等信号，T_2WI 混杂高信号，脑神经及血管周围间隙受侵	T_1WI 和 T_2WI 均为中等信号	T_1WI 低信号，T_2WI 高信号，坏死、液化区 T_1WI 上可呈高信号
强化特点	多为中度强化	不均匀强化	轻至中度强化	不均匀强化	不均匀强化	环形强化	脓肿壁强化

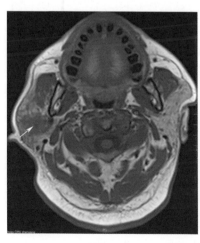
(A) 轴位 T_1WI

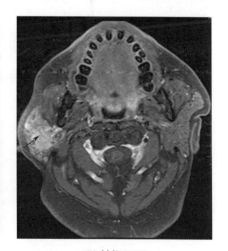
(B) 轴位 T_2WI

图 2-5-20

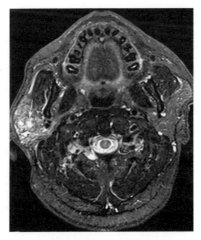

(C) 压脂轴位 T₁WI 增强扫描

图 2-5-20　腮腺恶性混合瘤 MRI 表现

右侧腮腺增大，其内可见不规则形长 T₁、高低混杂 T₂ 信号肿块，
肿块边界清、模糊；增强扫描病灶明显不均匀强化（→）

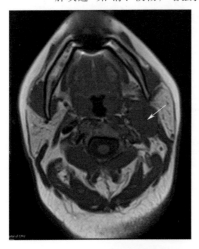

(A) 轴位 T₁WI

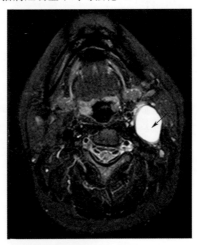

(B) 轴位压脂 T₂WI

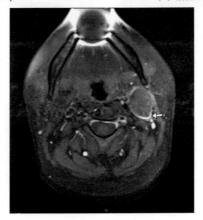

(C) 轴位压脂 T₁WI 增强扫描

图 2-5-21　乳头状囊腺瘤（腮腺淋巴瘤）MRI 表现

左侧腮腺内椭圆形囊性肿块影，呈长 T₁、长 T₂ 信号灶（→），边界清晰；增强扫描呈环形强化（⇨）

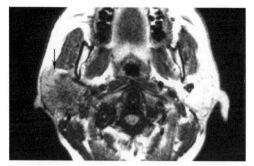

图 2-5-22　黏液表皮样癌 MRI 表现

右侧腮腺内侧 T_2WI 可见不规则低信号肿块影（→），信号不均、模糊，与邻近高信号腮腺缘分界不清

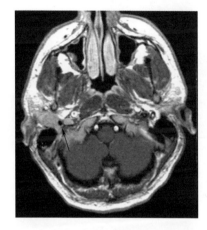

图 2-5-23　腺样囊性癌 MRI 表现

T_1WI 增强扫描可见右侧腮腺深叶不规则软组织肿块影明显强化（→），与邻近腮腺分界不清，肿瘤沿面神经走行方向蔓延，提示沿神经鞘走行播散

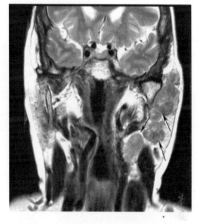

图 2-5-24　转移瘤 MRI 表现

冠状位 T_2WI 可见左侧颈部多发肿大淋巴结（→），部分融合成团。同时，左侧腮腺内亦可见较大结节影，与颈部肿大淋巴结信号一致，提示转移瘤

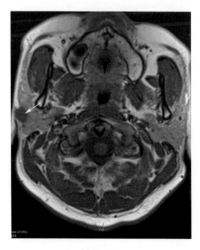

(A) 轴位 T_1WI

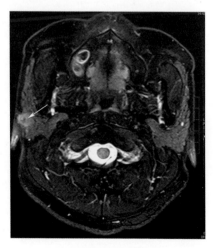

(B) 轴位压脂 T_2WI

图 2-5-25

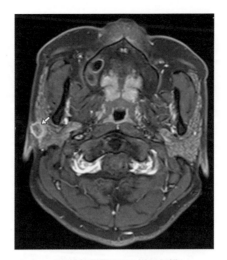

(C) 轴位压脂 T₁WI 增强扫描

图 2-5-25　涎腺脓肿 MRI 表现

右侧腮腺内可见椭圆形长 T$_1$、稍长 T$_2$ 信号影，T$_2$ 信号欠均匀(→)；轴位 T$_1$WI 增强扫描呈不均匀环形强化(⇨)

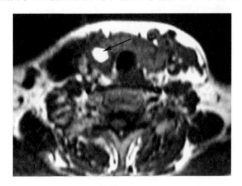

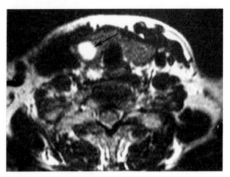

(A) 轴位 T$_1$WI　　　　　　　　　　　　(B) 轴位 T$_2$WI

图 2-5-26　甲状腺囊肿 MRI 表现

右侧甲状腺内可见椭圆形 T$_1$WI、T$_2$WI 高信号灶（→），边界清晰，信号均匀，为出血性甲状腺囊肿

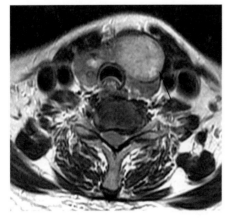

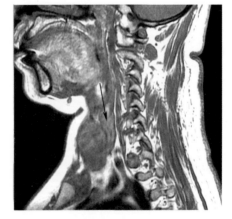

(A) 轴位 T$_2$WI　　　　　　　　　　　　(B) 矢状位 T$_1$WI

图 2-5-27　甲状腺腺瘤 MRI 表现

甲状腺左叶见类圆形肿块（→），呈稍长 T$_1$、长 T$_2$ 信号，信号欠均匀，边缘光滑清楚，周围见低
信号包膜，病理证实为腺瘤。甲状腺右叶多发高、低及混杂信号结节，为结节性甲状腺肿

6. 甲状腺常见疾病的鉴别诊断

项目	甲状腺囊肿 (图 2-5-26)	甲状腺腺瘤 (图 2-5-27)	结节性甲状腺肿 (图 2-5-28)	甲状腺癌 (图 2-5-29)
临床特征	质软、囊性、无压迫感	光滑、质硬的结节,可随吞咽运动	质软或中等硬度的多个结节	质硬、固定的颈部肿块,可有声音嘶哑
甲状腺肿大	单侧	单侧	双侧	单侧
病灶形态	圆形或椭圆形,囊壁完整光滑	类圆形、边缘光滑锐利	单发者边界清,多发者边界不清	不规则或分叶状肿块,边缘不规则、边界模糊
出血、坏死、囊变	囊性	可出血、囊变	易囊变,可出血	可囊变,囊壁可见乳头状结节
钙化	边缘钙化	少见,少数边缘钙化	边缘弧形或粗斑点状钙化	乳头状癌呈沙粒样钙化、髓样癌粗或细钙化
周围浸润	无	无	无	常见
淋巴结肿大	少见	少见	少见	常见
信号特征	T_1WI 低信号,胶样囊肿时呈高信号,信号均匀,T_2WI 高信号	T_1WI 低信号,出血时呈不均匀高信号,T_2WI 高信号	T_1WI 低信号,如囊变内蛋白含量高或出血时呈高信号,T_2WI 高信号	T_1WI 低信号,T_2WI 高信号,信号不均
强化特点	环形强化	均匀强化或环形强化	实性结节不同程度强化	不均匀强化,结节明显强化
备注	甲状腺功能正常	—	—	超声和核素辅助检查

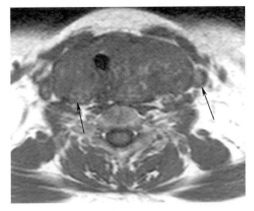 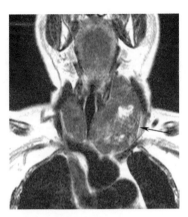

(A) 轴位 T₁WI   (B) 冠状位 T₂WI

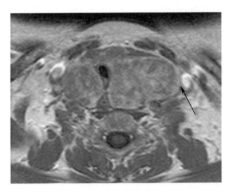

(C) 轴位 T₁WI 增强扫描

图 2-5-28　结节性甲状腺肿 MRI 表现

甲状腺不对称性增大（→），信号不均，边缘清晰光滑，周围脂肪间隙存在；T₂WI 甲状腺内
见多发斑片状长 T₂ 信号，并见多发边界不清的结节状稍低信号。增强扫描甲状腺
不均匀中等强化，其内见多发结节状轻度强化区

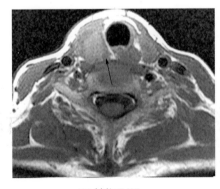 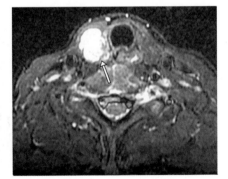

(A) 轴位 T₁WI   (B) 轴位压脂序列 T₁WI 增强扫描

图 2-5-29　甲状腺癌 MRI 表现

甲状腺右叶膨大（→），其内信号不均，可见不规则肿块影，呈混杂信号改变，其内椭圆形稍高信号影，
周围脂肪间隙减小；STIR（短时间反转恢复序列）增强扫描边缘条带状及结节状明显强化，其内高
蛋白物质未见强化（⇨）。病理证实为甲状腺乳头状癌

7. 甲状旁腺常见疾病的鉴别诊断

项目	甲状旁腺腺瘤 (图 2-5-30)	甲状旁腺增生	甲状旁腺癌 (图 2-5-31)	甲状旁腺囊肿 (图 2-5-32)
病灶 形态	类圆形或三角形,直径 多为1～3cm	圆形、椭圆形或不规 则,一般多个腺体增大, 难以分辨	圆形、椭圆形或分叶 状,边界不清,颈部淋巴 结可肿大	类圆形,边界清楚
出血、 坏死、 囊变	均可	无	可坏死、囊变	其内可合并出血
钙化	偶见钙化	无	钙化率25%	无
信号 特征	T_1WI 略 低 信号, T_2WI 高信号,出血时 T_1WI 信号增高	T_1WI 略 低 信号, T_2WI 高信号,信号均匀	T_1WI 略 低 信 号, T_2WI 高信号,信号不 均匀	T_1WI 低信号,T_2WI 高信号,信号均匀
强化 特点	实性部分明显强化,强 化程度低于颈部大血管	均一明显强化	明显不均匀强化	无强化或囊壁强化
备注	10%腺瘤异位于纵隔, 甲状旁腺功能亢进症状	甲状旁腺功能亢进症 状,血钙和甲状旁腺激 素(PTH)水平升高	血钙和 PTH 水平显 著升高	无甲状旁腺功能亢 进临床表现

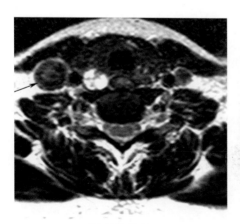

(A) 轴位 T_2WI

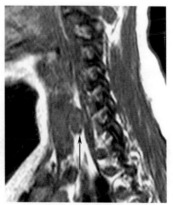

(B) 矢状位 T_1WI

图 2-5-30

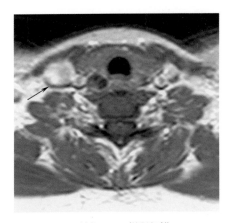

(C) 轴位 T₁WI 增强扫描

图 2-5-30　甲状腺腺瘤 MRI 表现

右侧甲状腺后方气管食管沟见类圆形囊实性结节（→），边界清楚，囊性部分呈长 T₂ 高信号，
内见条片状稍长 T₂ 信号实性成分；矢状位 T₁WI 可见病变位于甲状腺后上方，
呈椭圆形，边界清楚，中等信号。增强扫描病变边缘及实性部分
中等强化，囊性部分不强化

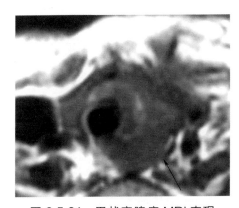

图 2-5-31　甲状旁腺癌 MRI 表现

轴位 T₁WI 可见左侧甲状腺下极下缘不规则软组织肿块影（→），边界不清，
肿瘤与食管壁间脂肪层破坏、消失，肿瘤向邻近气道左侧壁蔓延

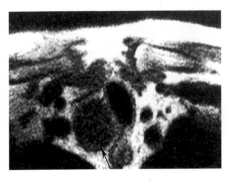
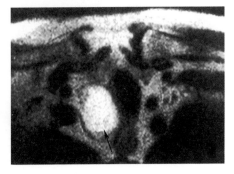

(A) 轴位 T₁WI	(B) 轴位 T₂WI

图 2-5-32　甲状旁腺囊肿 MRI 表现

右侧甲状腺下极下缘椭圆形囊性信号灶（→），呈长 T₁、长 T₂ 信号改变，
边界清晰。T₂WI 其内可见液-液平面

第三部分

脊柱和脊髓 ▶▶▶

一、腰椎间盘突出症的鉴别诊断

项目	膨出(图 3-1-1)	突出(图 3-1-2)	脱出(图 3-1-3)
病因	椎间盘退变	外伤或椎间盘退变	外伤或椎间盘退变
纤维环	松弛但完整	薄弱或破裂	破裂
椎间盘形态	向周围或向后弥漫性宽基底膨胀,其内髓核多脱水、气化	向后或向后外侧突出,突出椎间盘的头部与颈部大小相同	向后、后外、上、下或同时向上向下突出的椎间盘窄颈与原椎间盘相连或不相连
椎体形态	常伴邻近椎体骨赘形成	正常或邻近椎体骨赘形成	正常或邻近椎体骨赘形成
病变形态	一般对称	不对称,可压迫一侧神经根	不对称,可压迫一侧神经根
信号特征	T_1WI 中等信号,T_2WI 低信号,伴或不伴代表纤维环撕裂或裂缝的 T_2WI 高信号条带影	信号与正常椎间盘信号相似,偶尔 T_2WI 呈高信号,伴或不伴在环状或放射状撕裂处的 T_2WI 高信号	信号与正常椎间盘信号相似,偶尔 T_2WI 呈高信号,伴或不伴在环状或放射状撕裂处的 T_2WI 高信号

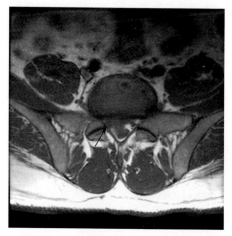

图 3-1-1　腰椎间盘膨出 MRI 表现

轴位 T_1WI 可见腰 5～骶 1 椎间盘纤维环向后膨隆,硬膜囊受压,神经根受压,椎间孔狭窄,椎体内亦可见小环形信号灶,为髓核压迹形成(椎体间盘疝)(→)

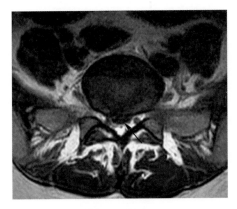 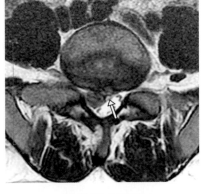

(A) 轴位T₂WI层面一　　　　　　　　　　(B) 轴位T₂WI层面二

图 3-1-2　腰椎间盘突出 MRI 表现

腰 5～骶 1 椎间盘纤维环后缘向后隆起，局部硬膜囊受压，椎管狭窄。（A）图椎间盘纤维环后缘中心局部向后隆起（→），为中央型椎间盘突出；（B）图椎间盘纤维环后缘向右侧隆起（⇨），右侧椎间孔狭窄，神经根受压，为单侧型椎间盘突出

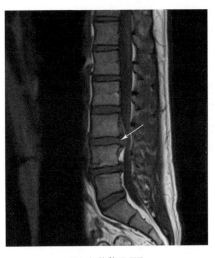 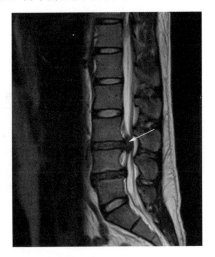

(A) 矢状位 T₁WI　　　　　　　　　　　(B) 矢状位T₂WI

图 3-1-3　腰间盘脱出 MRI 表现

矢状位 T₁WI、T₂WI 可见腰 3～5 椎间盘髓核信号减低，腰 3～4 椎间盘纤维环明显向后脱出（→），相对应水平硬膜下腔及马尾神经受压

二、脊柱常见局限性疾病的鉴别诊断

项目	结核（图 3-2-1）	化脓性骨髓炎（图 3-2-2）	椎体骨折（图 3-2-3）	转移瘤（图 3-2-4）	嗜酸性肉芽肿（图 3-2-5）	椎体血管瘤（图 3-2-6）
临床特点	25 岁以上青壮年多见，有低热、食欲差、乏力等症状	儿童和 50 岁以上多见，起病急，急性期可见全身脓毒败血症症状	各年龄组均可见，老年人多见，多伴有骨质疏松	中老年人多见，疼痛为首发症状，有原发肿瘤病史	20 岁以下男性多见，局部疼痛	中年女性多见，多数无症状，少数可有疼痛
好发部位	腰椎	各段均可	胸椎、腰椎	胸椎、腰椎	各段均可	胸椎、腰椎

项目	结核 (图 3-2-1)	化脓性骨髓炎 (图 3-2-2)	椎体骨折 (图 3-2-3)	转移瘤 (图 3-2-4)	嗜酸性肉芽肿 (图 3-2-5)	椎体血管瘤 (图 3-2-6)
椎体	常累及两个以上椎体及相应椎间盘,椎体可压缩变形,向后突出,椎旁冷脓肿常见	多单节或双节发病,骨破坏进展快,骨质增生明显。椎体可压缩变形,椎旁可见脓肿	一般单椎体受累,骨皮质边缘成角,椎体呈楔形,向后突出,有时可见碎骨片向后凸入椎管	椎体脊髓内局限或不规则的浸润性病灶,椎弓根易受累,椎体可呈楔形,向后凸,可见椎旁肿块	单个或多个椎体骨质破坏,后期椎体塌陷变扁,轻度或无脊柱后凸,椎旁见局限性软组织肿块	单个或多个椎体受累,CT上破坏区多呈栅栏状、网眼状,可见纵行粗大骨小梁
椎间隙	受累变窄	受累变窄	无受累	一般不受累	无受累	无受累
信号特征	T_1WI 较低信号、T_2WI 均匀或不均匀高信号,椎间盘长 T_1、混杂长 T_2 信号	T_1WI 低至中等信号,T_2WI 高信号,椎间盘长 T_1、长 T_2 信号	T_1WI 低信号,T_2WI 高信号	T_1WI 低至中等信号,T_2WI 低、中、高信号均可	T_1WI 低至中等信号,T_2WI 混杂等或稍高信号	T_1WI 中至高信号,T_2WI 高信号

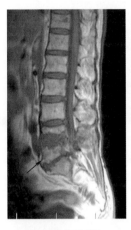 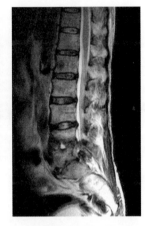

(A) 矢状位 T_1WI　　　　(B) 矢状位 T_2WI

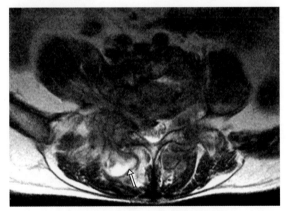

(C) 轴位 T_2WI

图 3-2-1　脊柱结核 MRI 表现

腰 4~5 正常椎间盘消失,其内可见长 T_1、混杂 T_2 信号影,相邻两个椎体受累,
呈斑片状长 T_1、长 T_2 信号改变(→)。轴位 T_2WI 可见右侧椎旁软组织信号影,
与腰大肌分界不清,为腰大肌冷脓肿形成(⇨)

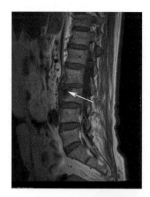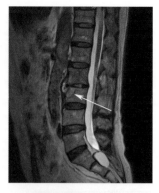

(A) 矢状位T₁WI   (B) 矢状位T₂WI(STIR)

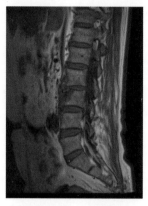

(C) 矢状位 T₁WI 增强扫描

图 3-2-2　脊柱化脓性骨髓炎 MRI 表现

腰 2、3 椎体变扁，椎间隙变窄（→），内可见斑片状长 T_1、长 T_2 信号改变，病变周围软组织肿胀，椎旁形成液性信号聚集。增强扫描相邻椎体及周围软组织明显强化。骶管内见圆形液体信号影

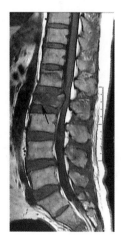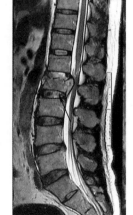

(A) 矢状位 T₁WI   (B) 矢状位 T₂WI

图 3-2-3　椎体爆裂性骨折 MRI 表现

腰 2 椎体变扁，椎体内弥漫性长 T_1、长 T_2 信号改变（合并骨挫伤）(→)，椎体终板碎裂，后上角骨块突入椎管，马尾神经受压。同时邻近腰 1 椎体内亦可见斑片状长 T_1、长 T_2 信号改变（合并骨挫伤）

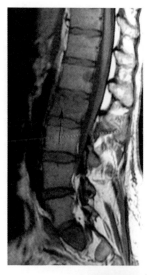
(A) 矢状位T$_1$WI

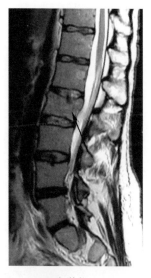
(B) 矢状位T$_2$WI

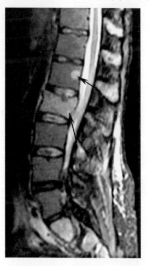
(C) 矢状位压脂序列T$_1$WI增强扫描

图 3-2-4　转移瘤 MRI 表现

腰 2 椎体变扁，上缘凹陷（提示合并病理性骨折），椎体内弥漫性长 T$_1$ 低
信号改变，T$_2$WI 呈稍高信号（→），增强扫描明显强化。同时，骶椎及
腰 1 椎体内亦可见斑片状异常信号灶，增强扫描可见强化

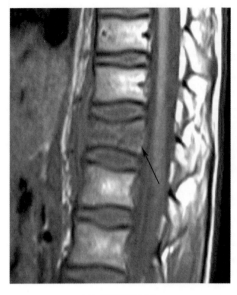

(A) 矢状位 T₁WI

(B) 矢状位 T₂WI

图 3-2-5　嗜酸性肉芽肿 MRI 表现

胸 11 椎体轻度变扁（→），T_1WI 呈低信号，T_2WI 呈略高信号改变，

信号均匀，相邻椎间盘正常。椎前可见局限性软组织肿块影

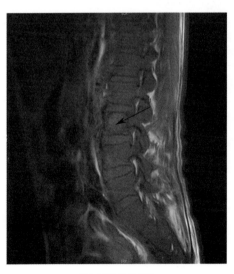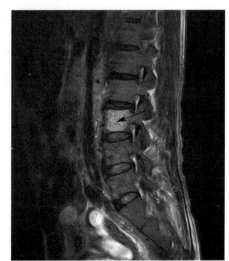

(A) 矢状位 T₁WI

(B) 矢状位 T₂WI

图 3-2-6

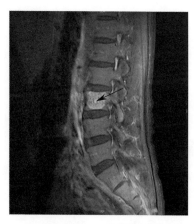

(C) 矢状位 T₁WI 增强扫描

图 3-2-6　椎体血管瘤 MRI 表现

腰 3 椎体右缘可见大片状高信号影，增强扫描呈栅栏状明显强化（→）

三、脊柱常见弥漫性疾病的鉴别诊断

项目	转移瘤 （图 3-3-1）	骨髓瘤 （图 3-3-2）	淋巴瘤 （图 3-3-3）	白血病 （图 3-3-4）	原发性骨髓 纤维化 （图 3-3-5）	骨质疏松 （图 3-3-6）
好发年龄	中老年人	40 岁以上	40～60 岁	儿童	50 岁以上	老年人
病变形态	单发或多发椎体局限或浸润性病灶，骨皮质边缘破坏，椎体可呈楔形，多无骨质疏松	单发或多发椎体穿凿状、鼠咬状骨质破坏，可融合，边界不清，可有广泛骨质疏松	单发或多发椎体浸润性病灶，椎体可有不同程度的骨质破坏，可扩散到椎管或椎管外软组织	全脊柱受累，可见不规则溶骨性骨皮质破坏和葱皮样骨膜反应	全脊柱受累，骨皮质增厚，骨质硬化	骨小梁稀疏、无破坏，无骨膜反应，有时椎体可呈双凹征、楔形或扁平椎
软组织肿块	有	有	有	无	无	无
信号特征	溶骨性转移 T₁WI 呈低信号，T₂WI 和 STIR 呈高信号，成骨性转移各序列均呈低信号	T₁WI 多发散在点状低信号，T₂WI 高信号，STIR 信号较 T₂WI 高，典型者呈胡椒盐征	T₁WI 比脂肪信号低、比肌肉信号高，T₂WI 稍高信号，STIR 信号增高	T₁WI 信号明显减低，低于脊髓信号，T₂WI 信号变化不大，STIR 信号明显增高	T₁WI 和 T₂WI 呈弥漫低信号，也可以出现多发斑点状、斑片状低信号	MRI 信号无特殊改变，严重者椎体可见栅栏状骨小梁。早期压缩性骨折呈长 T₁、长 T₂ 信号
备注	清球蛋白比例倒置	本周蛋白阳性	—	骨髓涂片可帮助诊断	骨髓活检为胶原和网状纤维	—

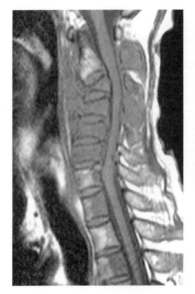

(A) 矢状位 T_1WI

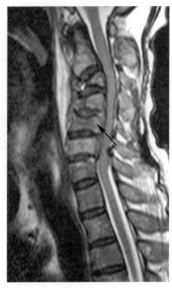

(B) 矢状位 T_2WI

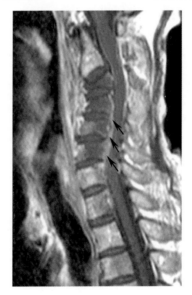

(C) 矢状位 T_1WI增强扫描

图 3-3-1 转移瘤 MRI 表现

颈 3～6 椎体明显变扁，椎体及附件呈弥漫性稍长 T_1、稍长 T_2 信号改变（→），
附件周围可见软组织肿块，增强扫描呈轻度强化。各椎间隙正常，相
应节段脊髓受压，呈稍长 T_2 信号改变。颈 7～胸 4 后半椎体亦见
稍长 T_1、稍长 T_2 信号改变，增强扫描轻度强化

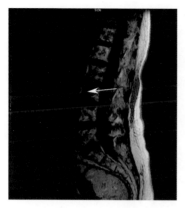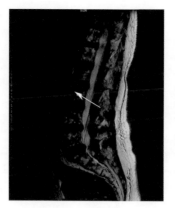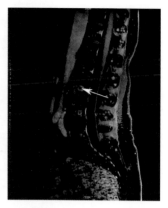

(A) 矢状位 T₁WI   (B) 矢状位 T₂WI   (C) 矢状位 T₂WI 增强扫描

图 3-3-2 脊柱骨髓瘤 MRI 表现

脊柱见多发 T₁ 点状低信号影，T₂ 呈斑片状低信号其内散在斑

点状高信号灶，增强扫描呈明显强化（→）

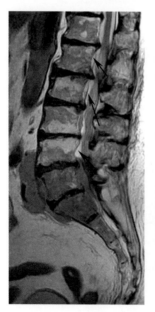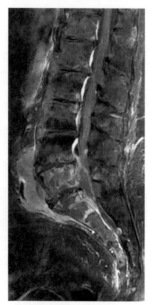

(A) 矢状位 T₂WI   (B) 矢状位压脂序
列T₁WI增强扫描

图 3-3-3 淋巴瘤 MRI 表现

椎体内广泛的低信号病灶（→），向硬膜外及椎体前方蔓延，局部

软组织肿块形成，椎间盘未见受累。增强扫描病变明显强化

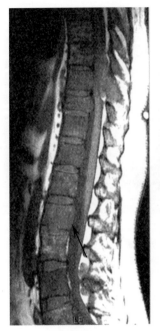 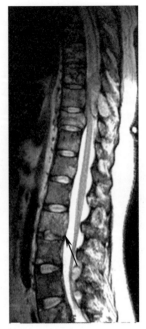

(A) 矢状位 T₁WI   (B) 矢状位 T₂WI

图 3-3-4　白血病骨髓浸润 MRI 表现

T₁WI 胸椎、腰椎骨髓弥漫性信号减低（→），T₂WI 不同程度信号增高，呈混杂信号改变。部分附件受累，胸 8 水平硬膜外软组织肿块形成，相应椎管受压变窄，胸 9 椎体变扁（合并病理性骨折）

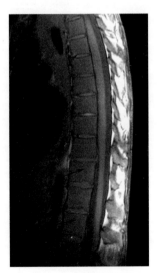

图 3-3-5　原发性骨髓纤维化 MRI 表现

矢状位 T₁WI 可见椎体骨髓内弥漫性信号减低（→），低于邻近椎间盘及肌肉信号

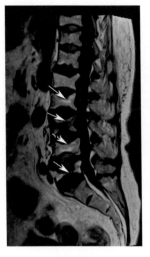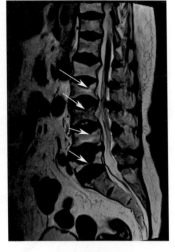

(A) 矢状位 T_1WI (B) 矢状位 T_2WI

图 3-3-6 脊柱骨质疏松 MRI 表现

矢状位 T_1WI 可见多发椎体变扁，呈双凹变形，胸 12～腰 5 椎体髓核压迹形成（→），

椎体内信号不均匀，椎体边缘可见骨质增生

四、骶尾部常见疾病的鉴别诊断

项目	脊索瘤（图 3-4-1）	骨巨细胞瘤（图 3-4-2）
发病年龄	30～70 岁	20～40 岁
病灶部位	以骶骨为中心	以上部骶骨为中心
病灶形态	分叶状，边界清	多房性
骨质破坏特点	膨胀性凸入椎管，局部侵蚀破坏	以膨胀性破坏为主
钙化	斑片状钙化	无钙化
信号特征	T_1WI 低中信号，T_2WI 高信号	T_1WI 中低信号，T_2WI 高信号，有时见液-液平面
强化特点	不均匀轻微强化	不同程度强化
备注	恶性	可恶变

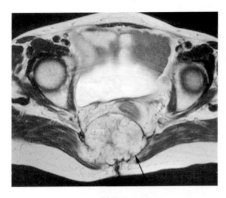
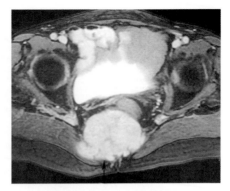

(A) 轴位 T₂WI   (B) 轴位压脂序列 T₁WI 增强扫描

图 3-4-1 脊索瘤 MRI 表现

骶骨局部骨质膨大，可见分叶状软组织肿块影（→），呈长 T_2 信号改变，
其内可见低信号分隔影，增强扫描肿瘤明显强化

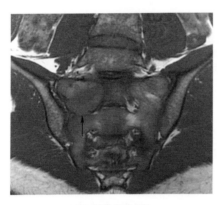
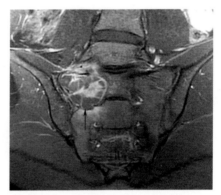

(A) 冠状位 T₁WI   (B) 冠状位压脂序列 T₁WI 增强扫描

图 3-4-2 骨巨细胞瘤 MRI 表现

右侧骶骨内可见椭圆形肿块影（→），T_1WI 呈稍低信号改变，边界不清，其内可见高-低信号
液-液平面，增强扫描明显强化，以囊壁及纤维分隔强化为主

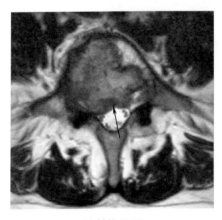
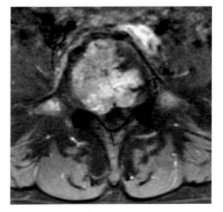

(A) 轴位 T₂WI   (B) 轴位压脂序列 T₁WI 增强扫描

图 3-5-1 成骨细胞瘤 MRI 表现

椎体右侧不规则肿物（→），T_2WI 呈不均匀低信号，局部椎体膨胀性改变；
增强扫描肿块明显强化，轮廓清晰

五、椎体附件常见疾病的鉴别诊断

项目	成骨细胞瘤 （图 3-5-1）	骨巨细胞瘤 （图 3-5-2）	骨样骨瘤 （图 3-5-3）	骨软骨瘤 （图 3-5-4）	动脉瘤样骨囊肿 （图 3-5-5）	内生软骨瘤 （图 3-5-6）
发病年龄	6～30 岁	20～40 岁	30 岁以下	10～30 岁	30 岁以下	10～30 岁
好发部位	90% 位于附件	附件	附件	椎体后缘附件	附件	附件
病灶形态	类圆形	多房性	类圆形	丘状、菜花状	皂泡状	类圆形
骨质破坏特点	膨胀性	膨胀性,内见分隔	中心破坏	恶性者软骨帽破坏	膨胀性,内见分隔	局部可有侵袭破坏
钙化	斑点状、索条状	无钙化	偶见瘤巢内钙化	点状或环形	少见	斑点状、小环形
信号特征	T$_1$WI 低至中等信号,T$_2$WI 中高信号,病灶内钙化、骨化部分呈低信号,周围可见水肿样信号	T$_1$WI 低至中等信号,T$_2$WI 高信号,有时可见液-液平面,T$_2$WI 可有低信号薄壁边缘	T$_1$WI 低至中等信号,T$_2$WI 高信号,钙化部分呈低信号,瘤巢周围硬化骨质呈低信号,周围可见水肿	中心部分 T$_1$WI 和 T$_2$WI 均呈中等信号,软骨帽 T$_1$WI 呈低信号带,STIR 呈高信号	T$_1$WI 和 T$_2$WI 呈低、中、高信号或混杂信号,T$_2$WI 可有低信号薄壁边缘,可见小叶分隔及液-液平面	T$_1$WI 低至中等信号,T$_2$WI 高信号,可伴或不伴斑点状或环形钙化,T$_2$WI 低信号
强化特点	可强化	不同程度强化	强化明显	中等强化	间隔可强化	不均匀强化
备注	少数一开始为恶性或发生恶变	—	夜间疼痛为重,服用水杨酸类药物可缓解疼痛	软骨帽厚度大于 2cm 时易恶变	间隔较骨巨细胞瘤粗,且无骨质增生硬化	可多发

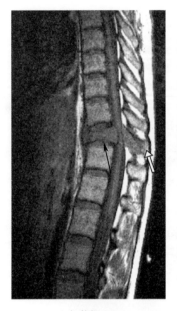 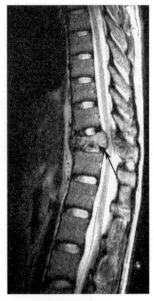

(A) 矢状位 T$_1$WI　　　　　(B) 矢状位 T$_2$WI

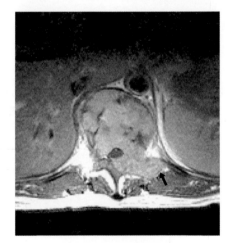

(C) 轴位 T$_1$WI增强扫描

图 3-5-2　骨巨细胞瘤 MRI 表现

胸 12 椎体变扁，椎体呈弥漫性 T$_1$WI 低信号，T$_2$WI 混杂高信号改变（→），
附件受累（⇨），增强扫描可见左侧受累附件骨质膨大（➡），
增强扫描病变明显强化，其内低信号区未见强化

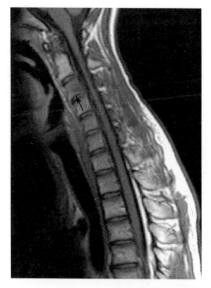

(A) 矢状位T₁WI

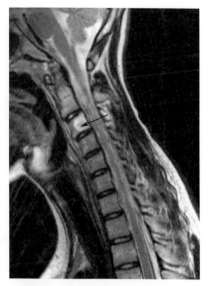

(B) 矢状位 T₂WI

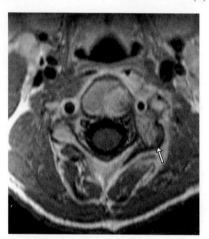

(C) 轴位 T₁WI增强扫描

图 3-5-3　骨样骨瘤 MRI 表现

颈 3 椎体右侧椎弓部椭圆形长 T₁、长 T₂ 信号灶（→），边界清晰，轴位
增强扫描左侧椎弓局部骨质膨大（⇨），其内椭圆形病灶明显强化

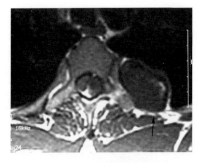
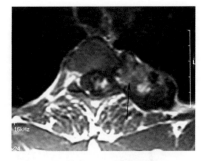

(A) 轴位 T₁WI   (B) 轴位 T₁WI增强扫描

图 3-5-4　骨软骨瘤 MRI 表现

左侧胸 4 椎体旁椭圆形 T_1WI 低信号灶（→），边界清晰，同侧
椎管内亦可见类似信号影。增强扫描瘤内斑片状中度
强化，可见肿瘤沿椎间孔向椎管内蔓延

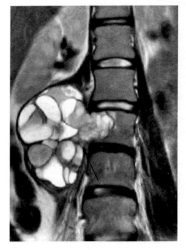
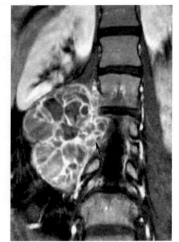

(A) 冠状位 T₂WI   (B) 冠状位 T₁WI增强扫描

图 3-5-5　动脉瘤样骨囊肿 MRI 表现

腰 3 右侧椎体内肿块向椎旁生长，同侧腰大肌推挤移位，
肿瘤内有多发囊腔（→），腔内由于出血时期不同 T_2WI
信号多样，肿块边缘及分隔呈低信号。
增强扫描病变边缘及分隔明显强化

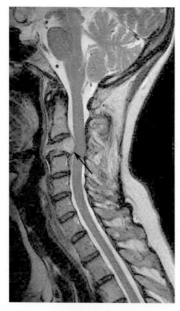 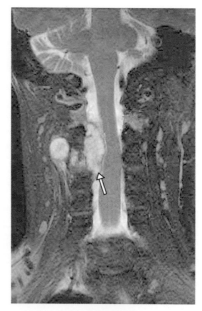

(A) 矢状位 T₂WI   (B) 冠状位 T₂WI

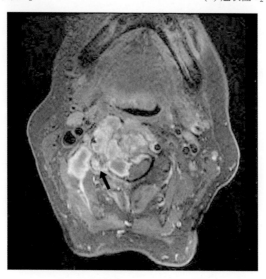

(C) 轴位压脂序列 T₁WI增强扫描

图 3-5-6　内生软骨瘤恶变 MRI 表现

颈 2 椎体变扁（→），其内可见高低混杂信号改变，椎体内肿块影向椎旁蔓延，
硬膜外肿块形成（⇨），脊髓受压，增强扫描明显强化，
其内散在斑片状未强化区（➡）。

病理证实为内生软骨瘤恶变——软骨肉瘤

六、髓内常见疾病的鉴别诊断

项目	室管膜瘤 (图 3-6-1)	星形细胞瘤 (图 3-6-2)	血管母细胞瘤 (图 3-6-3)	脊髓转移瘤 (图 3-6-4)	脊髓脱髓鞘疾病 (图 3-6-5)
好发年龄	中青年人	儿童	20～30 岁	中老年	20～40 岁女性
好发部位	颈段、胸段	颈段、胸段	颈髓和胸髓表浅部位	胸段多见	颈段、胸段
病灶形态	常累及 3～6 节椎体节段,边界清楚的膨胀性中心性病变,脊髓呈梭形肿大	常累及 2～3 节椎体节段,边界不清的膨胀性偏心性病变,脊髓呈梭形肿大	长条带状或椭圆形,较大者呈弥漫不规则形,病变常在脊髓背侧,脊髓可肿大	常累及 2～3 个椎体节段,孤立病灶,偶尔多发	常累及两个椎体节段或更少,病灶不对称,急性期脊髓轻度膨胀,慢性期萎缩
出血、坏死、囊变	囊变多见	可出血、囊变	可囊变	偶见囊变	无
水肿	可有	可有	有	有	无
脊髓空洞	常见	可见	常见	无	无
信号特征	T_1WI 低信号,T_2WI 高信号,伴或不伴周围低信号环(含铁血黄素),出血时肿瘤两端可见低信号帽征	T_1WI 低至中等信号,T_2WI 中至高信号	T_1WI 呈混杂或均匀等低信号,T_2WI 呈中至高信号,周围可有或无血管流空信号	T_1WI 呈等或低信号、信号常不均匀,T_2WI 等或高信号,有时和水肿不能区分	T_1WI 低至中等信号,T_2WI 高信号,早期病灶 ADC 值下降,DWI 呈高信号
强化特点	周边中等强化	不均匀轻中度强化	结节样或不均匀明显强化	明显强化	急性期强化,通常位于脊髓边缘部分
备注	—	强化程度较室管膜瘤差	与颈静脉畸形(AVM)的鉴别点是前者伴脊髓肿大和空洞	可寻原发灶	常合并颅内脱髓鞘疾病

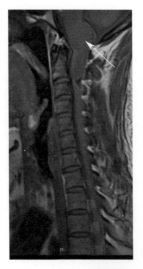 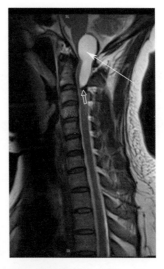

(A) 矢状位 T₁WI   (B) 矢状位 T₂WI

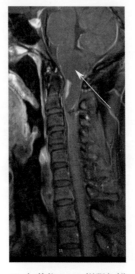

(C) 矢状位 T₁WI 增强扫描

图 3-6-1　室管膜瘤 MRI 表现

延髓至颈 3 椎体水平椎管内硬膜下见哑铃状团块影，呈长 T₁、长 T₂ 信号改变（→），
病灶下方可见帽状 T₂ 低信号影（⇨），周边伴 T₁ 稍高信号改变，增强病灶主体轻度强化

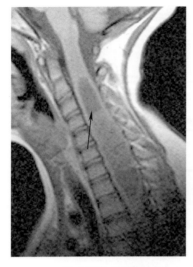

(A) 矢状位 T₁WI

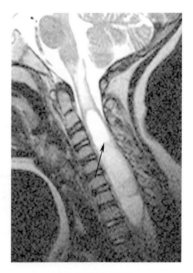

(B) 矢状位 T₂WI

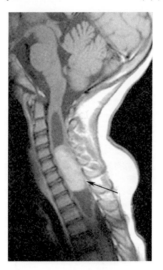

(C) 矢状位 T₁WI增强扫描

图 3-6-2　星形细胞瘤 MRI 表现

颈 7～胸 5 水平脊髓弥漫性膨大，其内可见囊性占位（→），T_1WI 低信号，T_2WI 高信号；
囊内亦可见稍低信号的实性结节；增强扫描囊内结节明显强化

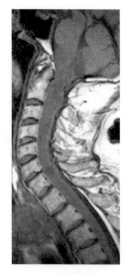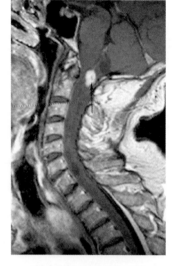

(A) 矢状位 T$_1$WI　　　　(B) 矢状位 T$_1$WI增强扫描

图 3-6-3　血管母细胞瘤 MRI 表现

颈段脊髓粗大，其内可见长 T$_1$ 囊性低信号影，边界不清，囊壁呈混杂等低信号
改变；增强扫描颈 2 水平可见结节状明显强化灶（→），囊壁未见强化

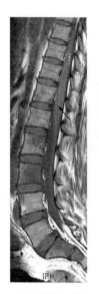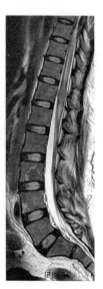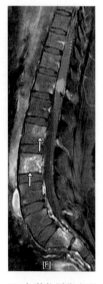

(A) 矢状位 T$_1$WI　　(B) 矢状位 T$_2$WI　　(C) 矢状位压脂序列
　　　　　　　　　　　　　　　　　　　　T$_1$WI增强扫描

图 3-6-4　脊髓转移瘤 MRI 表现

胸 12 水平脊髓圆锥部可见结节状肿块影（→），呈等 T$_1$、等 T$_2$ 信号改变。增强扫描明显结节
状均匀强化。同时可见多发腰椎、骶椎椎体骨转移瘤（⇨）

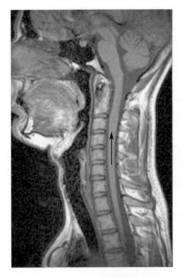
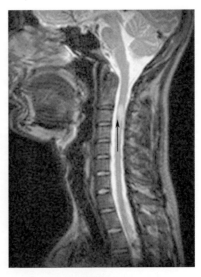

(A) 矢状位 T₁WI

(B) 矢状位 T₂WI

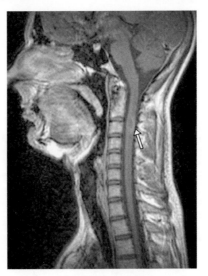

(C) 矢状位 T₁WI增强扫描

图 3-6-5　脱髓鞘疾病 MRI 表现

颈 2～3 水平脊髓限局性粗大，其内可见斑片状长 T₁、长 T₂
信号影（→），边缘模糊。增强扫描边缘环形强化（⇨）

七、髓外硬膜下常见疾病的鉴别诊断

项目	室管膜瘤 （图 3-7-1）	脊膜瘤 （图 3-7-2）	神经鞘瘤 （图 3-7-3）	神经纤维瘤 （图 3-7-4）	软脊膜转移瘤 （图 3-7-5）
好发年龄	成人	40 岁以下	成年人	成年人	中老年人
好发部位	脊髓圆锥、终丝	胸段，其次颈段	颈段和上胸段	各节段均可	各节段均可
病灶形态	分叶状,病变局限或较广泛	类圆形或椭圆形,相邻椎管可见骨质增生改变	单发圆形、分叶状或哑铃形,位于椎管后外侧	可多发,圆形或哑铃形,偏一侧生长	单发或多发结节状
出血、坏死、囊变	囊变多见	可囊变	可囊变、出血	囊变少见	可坏死、囊变
椎间孔扩张	无	无	可有	可有	无
信号特征	T_1WI 低至中等信号,含蛋白时呈高信号,T_2WI 高信号	T_1WI 中等信号,T_2WI 中等信号	T_1WI 低至中等信号,T_2WI 高信号	T_1WI 低至中等信号,T_2WI 高信号	T_1WI 低至中等信号,T_2WI 中等至高信号
强化特点	强化较明显	明显强化	明显均匀或不均匀强化	明显均匀或不均匀强化	结节状强化灶,软脊膜强化
备注	—	可钙化	无纤维组织成分	有纤维组织成分	—

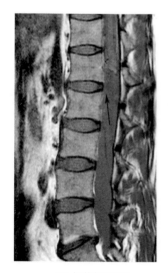

(A) 矢状位 T_1WI

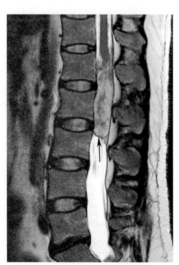

(B) 矢状位 T_2WI

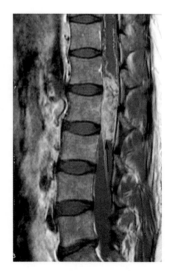

(C) 矢状位 T_1WI 增强扫描

图 3-7-1　室管膜瘤 MRI 表现

脊髓终丝水平可见分叶状软组织肿块影（→），病变范围局限，呈长 T_1、
长 T_2 信号改变，其内可见斑点状 T_2WI 低信号灶，增强扫描肿瘤明显
不均匀强化，邻近脊膜及马尾神经异常强化，提示脑脊液种植转移

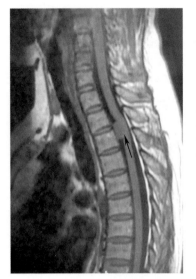 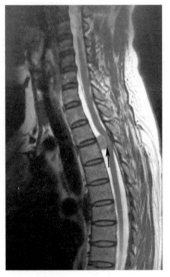

(A) 矢状位 T₁WI

(B) 矢状位 T₂WI

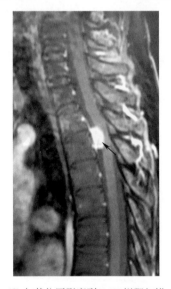

(C) 矢状位压脂序列 T₁WI增强扫描

图 3-7-2　脊膜瘤 MRI 表现

胸 2～3 椎体水平脊髓前方髓外硬膜下可见椭圆形等 T₁、等 T₂
信号肿块影（→），边界清楚，脊髓明显受压。增强扫描病灶
明显均匀强化，邻近硬脊膜亦有强化，可见脊膜尾征

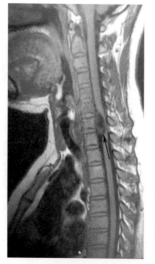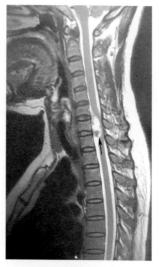

(A) 矢状位 T_1WI (B) 矢状位 T_2WI

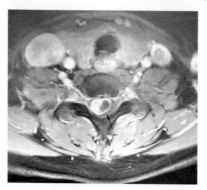

(C) 轴位压脂序列 T_1WI 增强扫描

图 3-7-3　神经鞘瘤 MRI 表现

颈 6～胸 1 椎体水平椎管内髓外硬膜下可见梭形长 T_1、长 T_2 信号肿块影（→），病灶边缘清晰，其内信号不均，长轴与脊髓平行，局部脊髓受压。增强扫描病灶明显不均匀环形强化，其内囊性病灶不强化

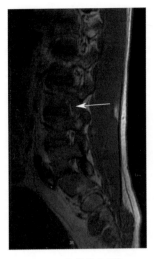
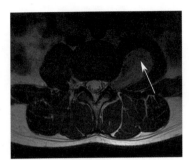
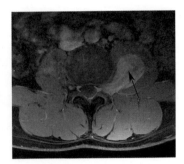

(A) 矢状位 T₁WI   (B) 轴位 T₂WI   (C) 轴位压脂 T₁WI 增强扫描

图 3-7-4 神经纤维瘤 MRI 表现

腰 3～4 椎间盘层面可见左侧椎旁类肾形异常信号影，与左侧神经根关系密切，病变沿左侧椎间孔向左侧腰大肌内伸入，呈等 T₁、长 T₂ 信号影，边缘较清晰，增强后明显强化（→）

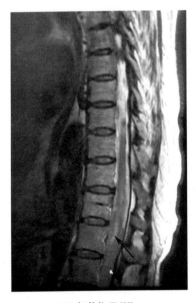
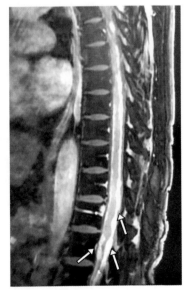

(A) 矢状位 T₂WI   (B) 矢状位压脂序列 T₁WI 增强扫描

图 3-7-5 软脊膜转移瘤 MRI 表现

脊髓圆锥及终丝水平信号不均，呈模糊条状稍长 T₂ 信号改变（→）。增强扫描脊膜弥漫性增厚、强化（⇨），圆锥及终丝水平同时可见结节状强化灶（⇨）

八、椎管内先天性病变的鉴别诊断（一）

项目	脂肪瘤 （图 3-8-1）	蛛网膜囊肿 （图 3-8-2）	表皮样囊肿 （图 3-8-3）	皮样囊肿 （图 3-8-4）	畸胎瘤 （图 3-8-5）
好发部位	颈段、胸段	骶尾部	骶尾部	腰椎中线或附近	骶尾部
病灶形态	条形或不规则	球形或椭圆形	球形或分叶状	球形或分叶状	囊状或分叶状
信号特征	T_1WI 高信号，T_2WI 中高信号	T_1WI 低信号，T_2WI 高信号	T_1WI 低至中等信号，T_2WI 高信号，FLAIR 呈混杂信号	T_1WI 中等至高信号，T_2WI 低、中或高信号，可见液-液平面	T_1WI 和 T_2WI 均可为混杂信号
强化	无	无	无	无	可有
备注	易合并脊柱裂和脊髓脊膜膨出	—	易合并背部皮肤窦道、脊柱裂	—	病灶内可见钙化、骨化等高密度影

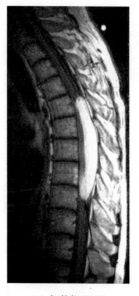
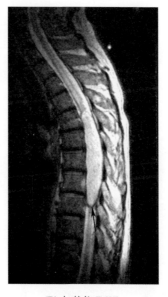

(A) 矢状位 T_1WI (B) 矢状位 T_2WI

图 3-8-1　椎管内脂肪瘤 MRI 表现

颈段、胸段椎管内可见梭形短 T_1、长 T_2 高信号灶（→），边界清晰，T_2WI 肿块上下缘可见化学位移伪影，提示脂肪信号。邻近脊髓内中央管扩张，呈条状长 T_1、长 T_2 信号改变

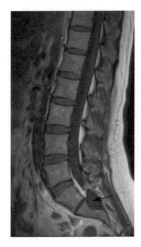 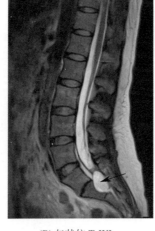 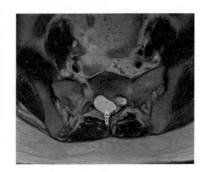

(A) 矢状位 T₁WI   (B) 矢状位 T₂WI   (C) 轴位 T₂WI

图 3-8-2　椎管内蛛网膜囊肿 MRI 表现

骶 2 椎管内可见长 T₁、长 T₂ 信号影，边界清晰，与脑脊液信号一致（→），其内见马尾神经走行（⇨）

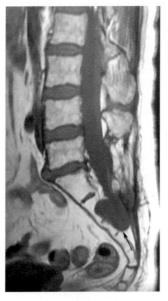 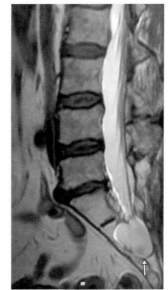

(A) 矢状位 T₁WI   (B) 矢状位 T₂WI

图 3-8-3　椎管内表皮样囊肿 MRI 表现

骶 2～3 椎体水平椎管内可见分叶状长 T₁、长 T₂ 信号囊性病灶，T₁WI 与脑脊液信号类似（→），
T₂WI 信号混杂，其内可见斑片状稍低信号改变（⇨），邻近椎体后缘弧形受压、变薄

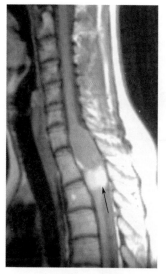
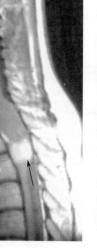
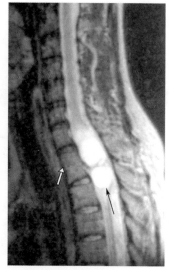

(A) 矢状位T₁WI　　　　　　　　(B) 矢状位T₂WI

图 3-8-4　椎管内皮样囊肿 MRI 表现

颈 7～胸 3 水平脊髓粗大，可见椭圆形肿块影（→），其内信号混杂，部分为稍长 T₁、长 T₂ 信号，部分为
短 T₁、长 T₂ 高信号。T₂WI 囊性病变内条索状低信号。邻近脊髓中央管
扩张。胸 1～2 椎体融合（⇨），椎体后缘弧形受压

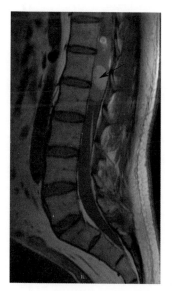
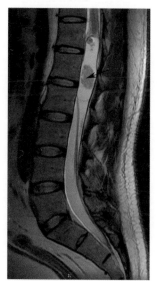

(A) 矢状位T₁WI　　　　　　　　(B) 矢状位T₂WI

图 3-8-5

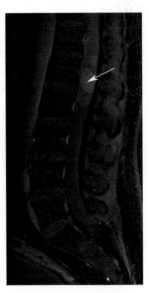

(C) 矢状位 T₁WI 增强

图 3-8-5　椎管内畸胎瘤 MRI 表现

胸 12～腰 2 椎体水平椎管扩大，其内信号混杂，病灶以稍短 T_1、长 T_2 信号为主，其内
可见结节状明显短 T_1、短 T_2 信号灶。增强扫描病灶未见异常强化（→），
邻近脊髓圆锥及马尾神经受压

九、椎管内先天性病变的鉴别诊断（二）

项目	脊膜膨出 （图 3-9-1）	脊髓脊膜膨出 （图 3-9-2）	脂肪脊髓脊膜膨出 （图 3-9-3）
好发年龄	儿童	儿童	儿童
好发部位	腰骶部	腰骶部	腰骶部
病灶特点	膨出囊性病变与蛛网膜下腔相连	脊髓组织疝入脊膜膨出的囊内	椎管内脂肪组织疝入脊膜膨出的囊内
脊柱、椎管闭合不全	有	有	有
脂肪瘤或脂肪沉积	少见	可有,位于椎管内	有,疝入膨出的囊内
脊髓栓系	一般无	多见	多见
信号特征	膨出病灶呈长 T_1、长 T_2 信号,与脑脊液信号一致	膨出病灶内可见脊髓信号影	膨出病灶内可见短 T_1、长 T_2 脂肪信号

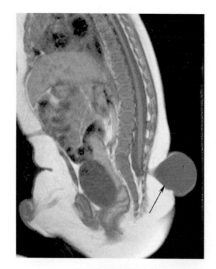

(A) 矢状位 T₁WI

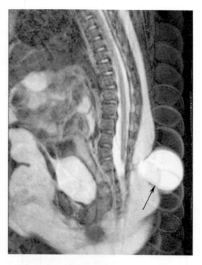

(B) 矢状位 T₂WI

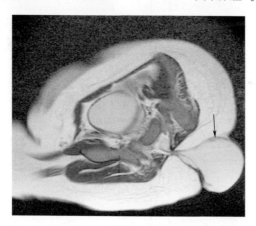

(C) 轴位 T₂WI

图 3-9-1　脊膜膨出 MRI 表现

腰骶部皮下软组织可见囊性信号灶（→），T₁WI 低信号，T₂WI 高信号，病灶与鞘膜囊相交通，周围有一层硬脊膜包绕。同时伴有脊髓圆锥低位（脊髓栓系）

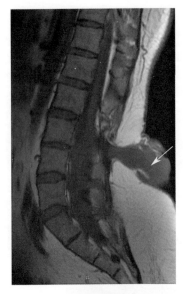

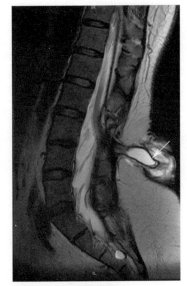

(A) 矢状位 T₁WI　　　　　　　　　(B) 矢状位 T₂WI

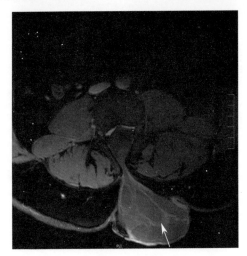

(C) 轴位 T₁WI 增强

图 3-9-2　脊髓脊膜膨出 MRI 表现

腰骶部脊髓位置低下（脊髓栓系），腰 3～4 水平椎板未完全闭合，椎管后方可见局部缺损，脊髓、脊膜成分经缺损口向外疝出，相应皮下形成囊腔（→）。腰椎水平椎管囊性扩大

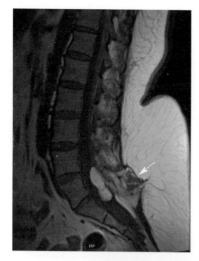

(A) 矢状位 T_1WI

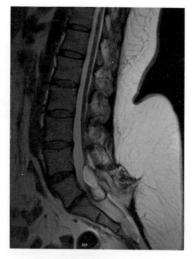

(B) 矢状位 T_2WI

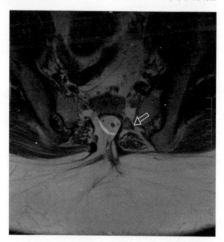

(C) 轴位 T_2WI

图 3-9-3　脂肪脊髓脊膜膨出 MRI 表现

矢状位 T_1WI、T_2WI 可见脊髓栓系，脊髓圆锥下移，椎管内脂肪沉积（→）；

轴位 T_2WI 可见与椎管相通的软组织信号影（⇨）

第四部分

骨骼肌肉系统 ≫≫≫

一、骨与骨髓疾病鉴别诊断

1. 良、恶性骨肿瘤的鉴别诊断

项目	良性(图 4-1-1)	恶性(图 4-1-2)
生长情况	生长缓慢,不侵及邻近组织,但可引起其压迫移位;无转移	生长迅速,易侵及邻近组织、器官;可有转移
局部骨质变化	膨胀性骨质破坏,与正常骨界限清晰,边缘锐利,骨皮质变薄,但仍保持连续性	呈浸润性骨破坏,病变区与正常骨界限模糊,边缘不整
骨膜增生	一般无骨膜增生,病理骨折后可有少量骨膜增生,骨膜新生骨不再被破坏	多有骨膜反应,骨膜新生骨多不成熟,并可被肿瘤侵犯破坏
软组织肿块	多无,如有肿块,其边缘清楚	多有,与周围组织分界不清

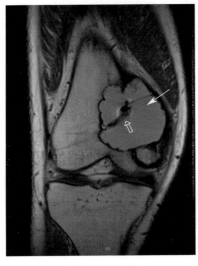 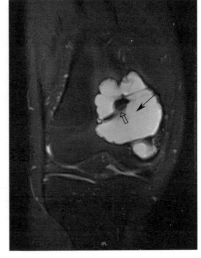

(A) 冠状位 T_1WI (B) 冠状位 T_2WI

图 4-1-1 良性骨肿瘤 MRI 表现

股骨内侧髁膨胀性骨破坏,呈稍短 T_1、长 T_2 信号改变(→),边缘清晰,囊壁完整,囊内可见 T_2 低信号分隔影(⇨),病理证实为骨巨细胞瘤

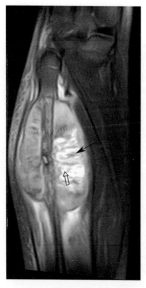
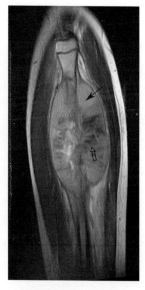

(A) 冠状位 T₂WI   (B) 矢状状位 T₁WI

图 4-1-2 恶性骨肿瘤 MRI 表现

腓骨中上段不规则骨破坏，呈稍短 T_1、稍长 T_2 信号改变（→），边缘模糊，骨皮质破坏，
髓质信号减低不均（⇨），可见反射状骨针、骨膜反应，病理证实为骨肉瘤

2. 手足骨常见疾病的鉴别诊断

项目	内生软骨瘤 （图 4-1-3）	短骨骨结核 （图 4-1-4）	血管球瘤 （图 4-1-5）	表皮样囊肿 （图 4-1-6）
临床特征	轻微疼痛和压痛	软组织肿胀、疼痛	有明显的疼痛和触痛	多有外伤史
好发年龄	11～50 岁	5 岁以下	20～50 岁	20～40 岁
好发部位	短管状骨近侧段	短管状骨	末节指骨	末节指（趾）骨
病灶形态	单发常见，也可多发，呈偏心分叶状骨质破坏，周围骨皮质变薄，多有硬化边，病灶内可见分隔，并见点状、小环形、不规则钙化	早期骨质疏松，后期多房膨胀性改变，形成典型骨气鼓样表现，内可见粗大而不整的骨嵴，边缘较清楚，有轻度硬化	早期局限性骨质疏松，晚期可见边缘锐利的小圆形骨质破坏区，多小于 1cm，内无钙化	膨胀性生长，骨皮质变薄或破坏，直径多小于 2cm，无钙化，长轴与病骨长轴一致
骨膜增生	无	有，呈层状	无	无
信号特征	T_1WI 低信号，T_2WI 高信号	T_1WI 低等混杂信号，T_2WI 高信号	T_1WI 低或高信号，T_2WI 高信号	T_1WI 均匀或不均匀低信号，T_2WI 高信号
强化特点	轻度强化	边缘强化	明显强化	无

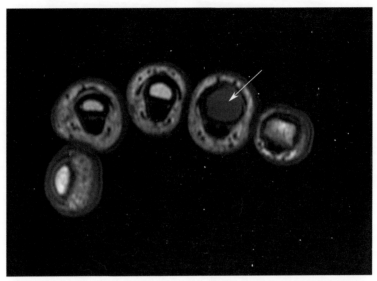

(A) 轴位 T_1WI

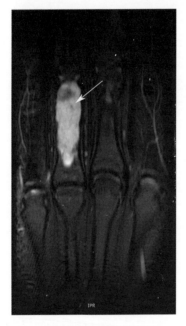

(B) 冠状位压脂 T_2WI(STIR)

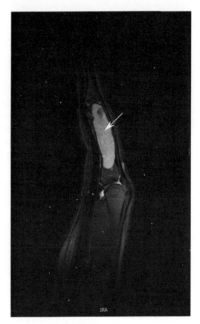

(C) 矢状位压脂 T_2WI(STIR)

图 4-1-3　内生软骨瘤 MRI 表现

第四近节指骨局部骨质膨大，骨皮质变薄，其内可见长 T_1、长 T_2 囊性信号影（→），
边界清楚，信号均匀

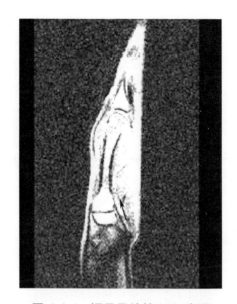

图 4-1-4　短骨骨结核 MRI 表现

冠状位 T_1WI 可见近节指骨膨胀性骨破坏（→），其内可见软组织信号影包绕，信号不均

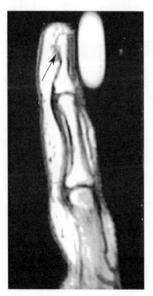 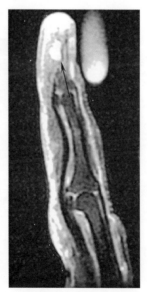

(A) 矢状位T_1WI　　　　　　(B) 矢状位压指序列T_2WI

图 4-1-5　血管球瘤 MRI 表现

末节指骨掌面可见小椭圆形囊性信号灶（→），呈长 T_1、长 T_2 信号改变，局部骨皮质膨胀

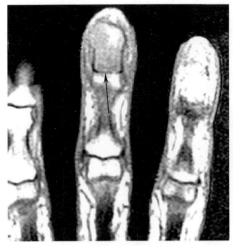

(A) 冠状位T₁WI   (B) 矢状位压脂序列T₂WI

图 4-1-6　表皮样囊肿 MRI 表现

末节指骨远端膨胀性骨质改变，其内可见椭圆形长 T_1、

长 T_2 信号灶（→），边界清晰

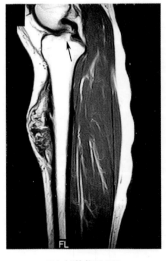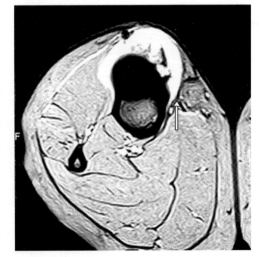

(A) 矢状位 T₁WI   (B) 轴位压脂序列 T₂WI

图 4-1-7　骨软骨瘤 MRI 表现

胫骨近端可见局限性骨性突起影（→），与骨皮质相比 T_1WI 呈等或稍低信号，

T_2WI 呈等及高信号。肿瘤广基底与皮质骨相连，轴位肿瘤远端可见 T_2WI

明显高信号带，为软骨帽（⇨）

3. 长管状骨干骺端常见良性疾病的鉴别诊断

项目	骨软骨瘤 (图 4-1-7)	骨巨细胞瘤 (图 4-1-1)	软骨黏液样纤维瘤 (图 4-1-8)	骨囊肿 (图 4-1-9)	动脉瘤样骨囊肿 (图 4-1-10)	软骨母细胞瘤 (图 4-1-11)
好发年龄	儿童及成人	20～40 岁	20～40 岁	儿童	20 岁以下	11～30 岁
好发部位	股骨下端和胫骨上端	股骨、桡骨远端；胫骨近端	胫骨、股骨和足骨	股骨、肱骨上端	股骨上端	股骨、肱骨骨骺线两端
骨质破坏特点与病灶形态	肿瘤广基底与干骺端皮质骨或松质骨相连，可见软骨帽，当软骨帽大于 2cm 可疑恶变，肿瘤呈分叶状或菜花状，可多发	偏心性、膨胀性溶骨性破坏，多呈分房状，横向生长，恶变时生长迅速，呈侵袭性破坏，软组织肿块明显	偏心性、膨胀性骨破坏，多呈分房状或蜂窝状，内可见粗大骨小梁，钙化少见，骨破坏区内壁凹凸不平	中心性生长，沿骨干长轴走行的多房、轻度膨胀性溶骨破坏，骨皮质薄，边缘光整，可合并病理性骨折	偏心性、明显膨胀性泡状改变，内可见分隔及液-液平面，病变可向骨外延伸，类似于恶性病变	轻度偏心性、膨胀性生长，类圆形或不规则局限性骨破坏，有薄的硬化缘，少数呈分叶状，肿瘤内可见钙化
骨膜增生	无	恶变时有	有	无	可有，较致密	少见
信号特征	肿瘤内部 T_1WI 低至中等混杂信号，T_2WI 中等至高信号，软骨帽 T_2WI 呈高信号	T_1WI 低信号，T_2WI 高信号，合并出血时呈混杂信号，有时可见液-液平面	T_1WI 低至稍高信号，T_2WI 中等至高信号	T_1WI 低信号，T_2WI 高信号，可见液-液平面，一般下层信号较低，为含铁血红素	T_1WI 混杂低、稍高信号，T_2WI 不同程度高信号，所有序列均可见低信号环绕	T_1WI 低信号，T_2WI 不同程度高信号，合并出血、钙化时信号不均
强化特点	无明显强化	不同程度强化	实性部分不同程度强化	无强化	囊肿壁及间隔强化	不同程度强化

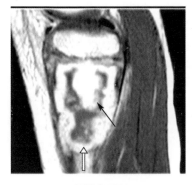

(A) 冠状位T₁WI   (B) 轴位压脂序列T₂WI

图 4-1-8   软骨黏液样纤维瘤 MRI 表现

腓骨近端干骺部偏心性、膨胀性骨破坏（→），T₁WI 呈高信号，其内散在斑片状低信号改变（⇨），T₂WI 信号明显增高，边界清晰

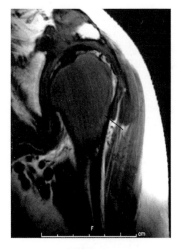 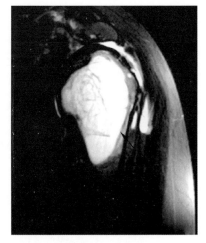

(A) 冠状位 T₁WI   (B) 冠状位压脂序列 T₂WI

图 4-1-9   骨囊肿 MRI 表现

右侧肱骨近端沿骨干长轴走行的囊性信号灶（→），呈长 T₁、长 T₂ 信号改变，骨皮质膨胀、变薄，边缘光整。可见液-液平面，下层信号较低，为含铁血红素沉积

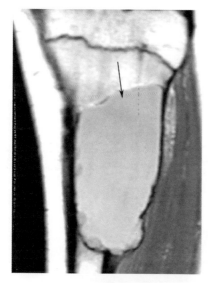

(A) 冠状位T₁WI

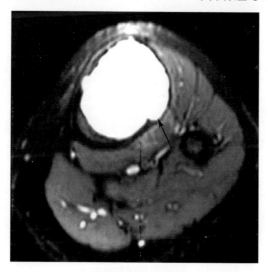

(B) 矢状位T₂WI

(C) 轴位压脂序列T₂WI

图 4-1-10 动脉瘤样骨囊肿 MRI 表现

胫骨近端干骺部偏心性、明显膨胀性囊性骨改变（→），T₁WI
稍高信号，T₂WI 混杂高信号，内可见较长液-液平面（⇨）。
所有序列均可见低信号环绕

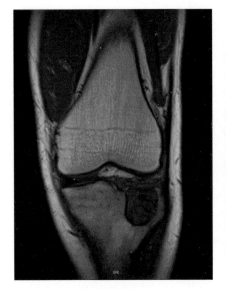

(A) 冠状位 T₁WI   (B) 冠状位 T₂WI

图 4-1-11　软骨母细胞瘤 MRI 表现

胫骨近端骨骺内类圆形局限性骨破坏，呈长 T₁、长 T₂ 信号改变，胫骨近端
同时可见多发斑片状长 T₂ 信号灶，周围有薄的低信号硬化缘围绕

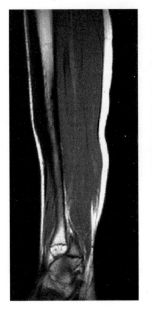 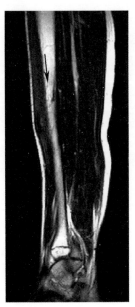 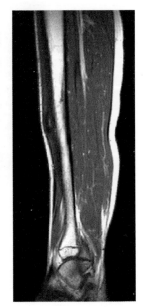

(A) 矢状位 T₁WI   (B) 矢状位 T₂WI   (C) 矢状位 T₁WI
增强扫描

图 4-1-12　骨样骨瘤 MRI 表现

胫骨中段限局性骨皮质增厚，增厚骨皮质内可见小斑点状稍长 T₂
信号灶（→），周边低信号围绕，T₁WI 病灶呈等信号显示不清；
增强扫描中央轻微斑点状强化

4. 长管状骨骨干常见良性疾病的鉴别诊断

项目	骨样骨瘤 (图 4-1-12)	成骨细胞瘤 (图 4-1-13)	纤维性骨 皮质缺损 (图 4-1-14)	非骨化性 纤维瘤 (图 4-1-15)	骨化性 纤维瘤 (图 4-1-16)	骨纤维 异常增殖症 (图 4-1-17)
临床 特征	夜间疼痛明显	局部疼痛不适	多无明显症状	症状轻微	症状轻微	肢体畸形
好发 年龄	30 岁以下	20～40 岁	6～15 岁	20 岁以下	20～30 岁	30 岁以下
好发 部位	胫骨、股骨	股骨、胫骨	股骨远端和 胫骨近端	距骺板 3～ 4cm 的干骺端	胫骨前侧 皮质	股骨、胫骨、肱骨
骨质 破坏 特点 与病 灶形 态	中心为瘤巢, 周围为骨硬化, 多呈圆形或椭圆 形,直径 0.5～ 2cm 多见,骨皮 质增厚,有硬 化环	膨胀性溶骨 性骨破坏,伴钙 化或骨化,周围 骨质硬化,如浸 润至邻近软组 织有恶变倾向	骨皮质内囊 状、不规则或无 膨胀性缺损,边 缘清楚,有薄层 硬化边	偏心性、膨胀 性骨破坏,伴或 不伴硬化缘,多 呈伸长形或多 房状,直径多为 4～7cm	单房、多房或 不规则膨胀性 骨破坏,可呈高 密度或磨玻璃 密度改变,内可 见钙化,周围有 硬化边	囊状膨胀性改 变、磨玻璃密度改 变、丝瓜络样改 变、虫噬样改变、 硬化性改变
软 组织	肿胀	肿块	轻度肿胀	无	骨质周围水肿	无
骨膜 反应	骨膜下型有	明显	无	无	无	无
信号 特征	T_1WI 等信 号,T_2WI 高信 号,中心和周围 呈低信号	T_1WI 低至中 等信号,T_2WI 不同程度高信 号	T_1WI 低信 号,T_2WI 中低 信号	T_1WI 低信 号,T_2WI 不均 匀低信号	T_1WI 和 T_2WI 上纤维部分和 骨化部分呈低 信号,信号不均	T_1WI 低信号, T_2WI 从低至高信 号不等,一般信号 均一
强化 特点	轻微强化	明显强化	边缘强化	边缘强化	无	无
备注	水杨酸类药 物可缓解疼痛	—	—	—	—	Albright 综合征

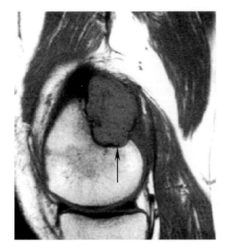
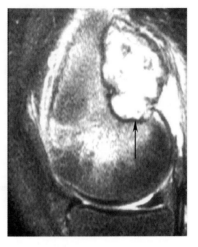

(A) 矢状位 T₁WI   (B) 矢状位压脂序列 T₂WI

图 4-1-13　成骨细胞瘤 MRI 表现

股骨远端干骺部近骨骺线水平可见膨胀性溶骨性骨破坏，呈分叶状（→），其内信号不均，
T₁WI 稍低信号，T₂WI 以高信号为主，散在斑点状低信号，周围低信号
骨质硬化环围绕。T₂WI 骨髓腔内斑片状高信号水肿

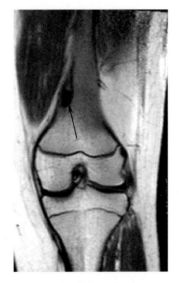
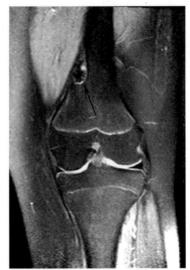

(A) 冠状位 T₁WI   (B) 冠状位压脂序列 T₂WI

图 4-1-14　纤维性骨皮质缺损 MRI 表现

股骨中下段骨皮质内不规则信号灶（→），T₁WI、T₂WI 以低信号为主，
其内散在斑点状及条带状高信号，边缘清楚，有薄层低信号硬化边

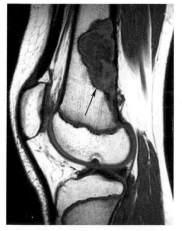
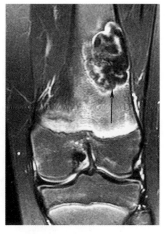

(A) 矢状位 T₁WI   (B) 冠状位压脂序列 T₂WI

图 4-1-15　非骨化性纤维瘤 MRI 表现

股骨远端可见偏心性、膨胀性骨破坏区，呈多房状及花边样改变（→），
T₁WI 以低信号为主，T₂WI 呈不均匀低信号，周边高信号环围绕

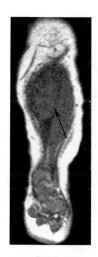
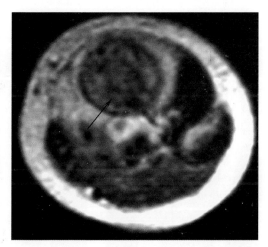

(A) 冠状位 T₁WI   (B) 轴位 T₂WI

图 4-1-16　骨化性纤维瘤（骨纤维结构不良）MRI 表现

胫骨中下 1/3 段前方骨质硬化，髓腔内弥漫性骨髓信号减低（→），胫骨扭
曲，T₂WI 信号混杂，以低信号为主，胫骨周围软组织弥漫性长 T₂ 水肿带围绕

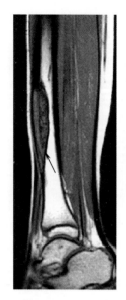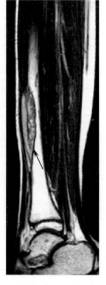

(A) 矢状位 T₁WI　　　　(B) 矢状位 T₂WI

图 4-1-17　骨纤维异常增殖症 MRI 表现

胫骨中下段局部膨胀，可见一纵向走行的梭形肿块影（→），T₁WI 呈不均匀低信号，
T₂WI 呈不均匀高信号，边界清晰，可见低信号硬化缘

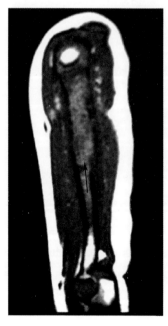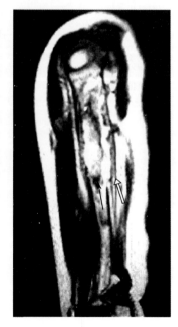

(A) 冠状位 T₁WI　　　　(B) 冠状位 T₂WI

图 4-1-18　骨结核 MRI 表现

胫骨近端干骺端可见一不规则骨质破坏区（→），胫骨中上 2/3 均受累。病变 T₁WI 为稍低信号，
T₂WI 以高信号为主，其内可见条带状低信号区，骨干皮质周围骨膜增厚，
邻近病变周围软组织内可见长 T₁、长 T₂ 信号水肿区（⇨）

5. 长管状骨骨干常见感染性疾病的鉴别诊断

项目	骨结核 （图 4-1-18）	骨髓炎 （图 4-1-19）	畸形性骨炎 （图 4-1-20）	慢性骨脓肿 （图 4-1-21）	骨梗死 （图 4-1-22）
好发年龄	青少年	儿童或成人	40 岁以上	儿童	中老年人
好发部位	骨骺、干骺端	由干骺端向骨干进展	股骨、胫骨	干骺端松质骨	股骨下端、肱骨和胫骨上端
骨质破坏特点与病灶形态	骨质疏松，圆形、椭圆形或不规则骨质破坏，骨质硬化不明显，周围软组织肿胀或萎缩	病变范围较广泛，急性期局部骨质疏松，骨破坏，慢性期骨质硬化，死骨形成，骨皮质增厚，偶见窦道，软组织肿胀	范围广，早期溶骨性破坏，后期增生硬化明显，或混合存在，通常骨质增粗，弯曲畸形，皮质增厚分层，骨髓腔变窄	溶骨性骨破坏，周围可见硬化缘，类圆形，直径为1～3cm	无骨破坏，病灶呈斑片状、匐匐状，典型者呈地图板块样改变
骨膜反应	儿童可见	层状	无	无	无
信号特征	T_1WI 低至等信号，T_2WI 高信号，脓疡可使其内残有条带状低信号，骨髓受累部分呈长 T_1、长 T_2 信号，STIR 为明显高信号	T_1WI 低信号，T_2WI 高信号，特别是 STIR 信号明显升高	T_1WI 不均匀低信号，T_2WI 高信号，髓腔内 T_1WI 和 T_2WI 均可呈低信号	T_1WI 低信号为主，内缘高信号，外缘低信号，典型者呈靶征，T_2WI 高信号，边缘为低信号硬化环	急性及亚急性期 T_1WI 不均匀低信号，T_2WI 高信号；慢性期 T_1WI 和 T_2WI 均呈低信号
强化特点	形成脓肿时边缘强化	活动期感染灶强化	不明确	脓肿壁强化	边缘线状强化
备注	—	全身感染症状	血清碱性磷酸酶升高	—	与外伤、激素、酗酒有关

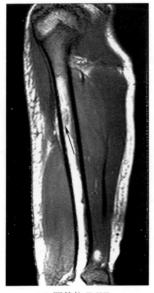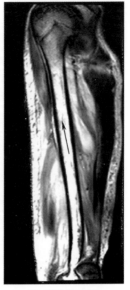

(A) 冠状位 T₁WI   (B) 冠状位 T₂WI

图 4-1-19　骨髓炎 MRI 表现

肱骨近端干骺部可见斑片状长 T₁、长 T₂ 信号影（→），骨干髓腔内散在
斑点状信号影。周围软组织肿胀，可见条片状长 T₂ 信号影

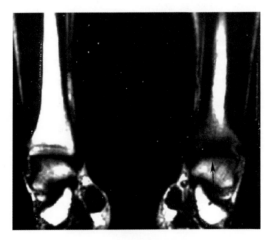

图 4-1-20　畸形性骨炎 MRI 表现

冠状位 T₁WI 可见左侧胫骨中下段骨皮质增厚，骨髓腔变窄，
远端骨质膨大（→），髓腔内斑片状低信号改变

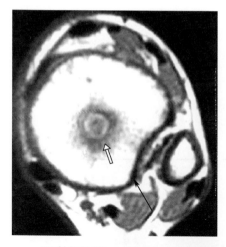

(A) 轴位 T₁WI

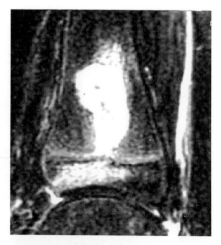

(B) 矢状位压脂序列 T₂WI

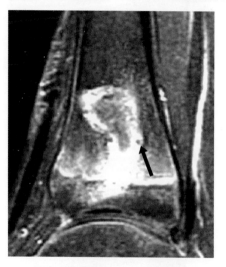

(C) 矢状位压脂序列 T₁WI 增强扫描

图 4-1-21　慢性骨脓肿 MRI 表现

胫骨干骺端椭圆形病灶，T₁WI 低信号为主，内缘高信号（⇨），外缘低
信号（→），典型者呈"靶征"；T₂WI 高信号。增强扫描脓肿壁
环形强化（➡）。病变跨越骺板累及骨骺

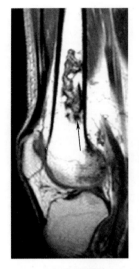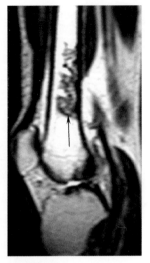

(A) 矢状位 T₁WI　　　　　(B) 矢状位 T₂WI

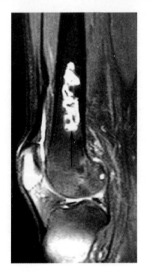

(C) 矢状位压脂序列 T₂WI

图 4-1-22　骨梗死 MRI 表现

股骨下段可见地图样异常信号影（→），病变中央部分在 T_1WI 和 T_2WI 上均
呈中等稍低信号，周围可见低信号影环绕，压脂序列显示病变中心信号
减低，周围为高信号影环绕

6. 长管状骨常见恶性骨肿瘤的鉴别诊断

项目	骨肉瘤 (图 4-1-23)	软骨肉瘤 (图 4-1-24)	尤文肉瘤 (图 4-1-25)	淋巴瘤 (图 4-1-26)	骨纤维肉瘤 (图 4-1-27)	血管肉瘤 (图 4-1-28)	恶性纤维组织细胞瘤 (图 4-1-29)
临床特征	分髓性骨肉瘤和表面骨肉瘤,有疼痛、肿胀、运动障碍三大症状,白细胞和碱性磷酸酶升高	分中心型和周围型,中心型以原发多见,周围型多为骨软骨瘤恶变而来,临床以疼痛、肿胀和肿块为主	20 岁以下长管状骨好发,20 岁以上扁骨好发,全身症状有发热、白细胞升高,局部有疼痛和肿块	单发或多发,持续性钝痛,局部肿胀,其特点为骨破坏明显而全身状态良好	分中心型和周围型,前者多见,主要表现有局部疼痛和肿胀	分低度恶性和高度恶性,可多发,一般表现为局部疼痛和肿胀	一般无疼痛,可有厌食、体重下降
好发年龄	11～20 岁	30～60 岁	10～25 岁	40～60 岁	25～45 岁	20～60 岁	50～80 岁
好发部位	股骨下端、胫骨上端	股骨或胫骨干骺端	长管状骨干骺端	股骨	股骨下端、胫骨上端	下肢长管状骨	下肢长管状骨
骨质破坏特点与病灶形态	溶骨性、成骨性或混合性骨破坏,病变区可见肿瘤骨,呈云絮状、斑块状、针状,瘤软骨可钙化	溶骨性破坏,骨皮质膨胀变薄,病变区可见环形、沙粒样或斑片状钙化,周围型还可见软骨帽增厚变大(>2cm)	骨皮质呈虫蚀状、侵袭性骨质破坏,偶见膨胀性改变,可有斑片状骨质增生硬化,无钙化或骨化	不同形态溶骨性破坏,边缘模糊,骨皮质和骨松质同时受累,易发生病理性骨折,少数干骺端增生硬化	溶骨性或轻度膨胀性骨质破坏,瘤区少有骨化和钙化	溶骨性骨质破坏,骨皮质变薄或破坏,中等程度膨胀,可有骨化和钙化	虫蚀状、侵袭性骨质浅表性破坏,多呈分叶状,内可伴有囊变、坏死、出血
骨膜增生	针状、层状、Codman 三角	偶见	层状、针状、Codman 三角	层状、Codman 三角	无	少见	可见
软组织肿块	有,内可见瘤骨	有,内可见瘤骨或钙化	有,无瘤骨和钙化	明显,无瘤骨和钙化	明显	无	有
信号特征	T_1WI 不均匀低信号,T_2WI 混杂高信号	T_1WI 低至中等信号,T_2WI 高信号,内见低信号钙化和骨化	T_1WI 低信号,T_2WI 混杂高信号,皮质信号不规则中断	T_1WI 弥漫性等信号,T_2WI 与脂肪信号相似,STIR 呈高信号	T_1WI 低信号,T_2WI 不均匀低信号为主,代表细胞致密	T_1WI 低信号,T_2WI 高信号	T_1WI 呈等低混杂信号,T_2WI 高信号,纤维成分多时呈低信号
强化特点	弥漫不均匀强化	局灶性或弥漫性强化	不同程度强化	明显不均匀强化	不均匀强化	明显强化	中等至明显强化
备注	—	—	对放射治疗极为敏感	—	—	—	—

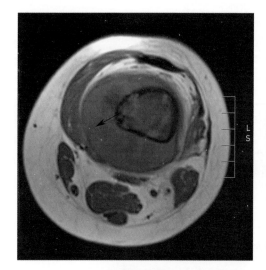
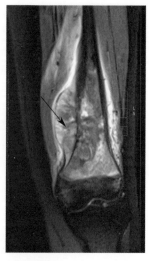

(A) 轴位 T₁WI   (B) 矢状位 T₂WI

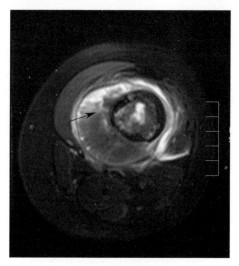

(C) 轴位 T₁WI 增强扫描

图 4-1-23　骨肉瘤 MRI 表现

股骨干骺端内侧骨质破坏，病变软组织肿块形成，T₁ 等或稍低信号、T₂ 混杂信号（→），
边缘呈放射状骨针样改变

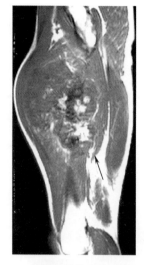 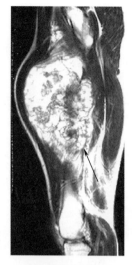

(A) 矢状位 T_1WI　　　　(B) 矢状位 T_2WI

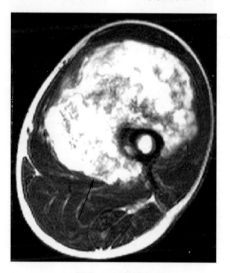

(C) 轴位 T_1WI 增强扫描

图 4-1-24　软骨肉瘤 MRI 表现

股骨中下段不规则肿块影（→），呈高低混杂信号改变，T_1WI 以
低信号为主；T_2WI 以高信号为主，其内散在斑点状低信号灶，
即钙化，呈菜花样改变。增强扫描明显不均匀强化，病变
与邻近骨皮质分界不清

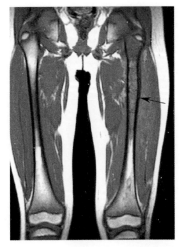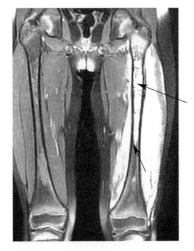

(A) 冠状位 T₁WI   (B) 冠状位压脂序列 T₂WI

图 4-1-25　尤文肉瘤 MRI 表现

T₁WI 可见右侧股骨中上段弥漫性骨髓信号减低（→），边界模糊、不清，邻近骨皮质增厚、骨膜增生，股骨远端斑点状长 T₁、长 T₂ 信号灶；T₂WI 髓腔内病变信号不均，周围软组织弥漫性肿胀，可见软组织肿块形成

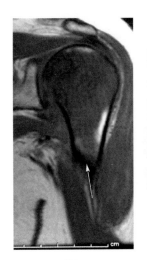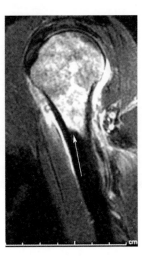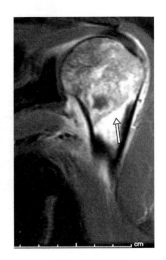

(A) 冠状位 T₁WI   (B) 矢状位压脂序列 T₂WI   (C) 冠状位压脂序列
　　　　　　　　　　　　　　　　　　　　　　　　　T₁WI 增强扫描

图 4-1-26　肱骨淋巴瘤 MRI 表现

T₁WI 可见肱骨近端弥漫性骨髓信号减低，压脂序列呈高信号（→），骨皮质受累、连续性中断，周围软组织肿胀，T₂WI 信号增高（→），增强扫描明显不均匀强化，其内可见斑点状及环状坏死区（⇨）

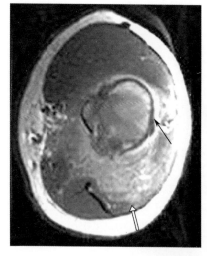

(A) 轴位 T₁WI

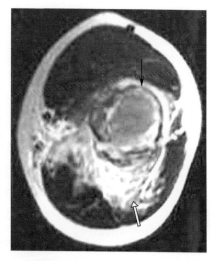

(B) 轴位 T₂WI

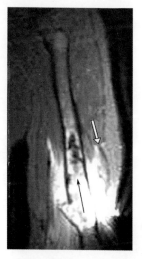

(C) 冠状位压脂序列 T₁WI 增强扫描

图 4-1-27　骨纤维肉瘤 MRI 表现

左侧肱骨中下段骨质轻度膨胀性破坏（→），骨皮质受侵，骨髓弥漫性浸润，
边界不整，T₁WI、T₂WI 髓腔病灶内斑片状信号减低区，增强扫描明显
不均匀强化。周围软组织弥漫性肿胀，增强扫描出现强化（⇨）

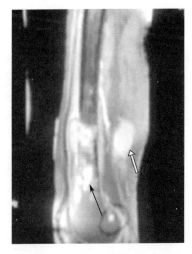

图 4-1-28　血管肉瘤 MRI 表现

矢状位压脂 T$_1$WI 增强扫描可见股骨中下段髓腔内多发斑片状、结节状明显强化灶（→），邻近骨皮质破坏，明显强化软组织肿块影向髓腔外软组织内突入，股骨后方软组织内亦可见明显强化肿块影（⇨）

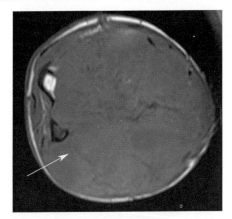

(A) 轴位 T$_1$WI

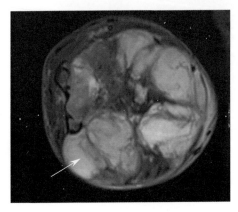

(B) 轴位 T$_2$WI

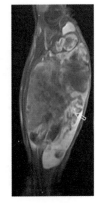

(C) 矢状位压脂
T$_1$WI 增强扫描

图 4-1-29　恶性纤维组织细胞瘤 MRI 表现

股骨远端弥漫性骨质破坏，呈等低 T$_1$、混杂长 T$_2$ 信号改变（→），外侧髁骨皮质破坏，局部软组织肿块形成。增强扫描骨内及软组织内肿块影明显不均匀强化（⇨）

7. 骨盆常见疾病的鉴别诊断

项目	软骨肉瘤 (图 4-1-30)	骨肉瘤 (图 4-1-31)	骨巨细胞瘤 (图 4-1-32)	单发转移瘤 (图 4-1-33)	淋巴瘤 (图 4-1-34)
临床特征	分中心型和周围型,中心型原发多见,周围型多为软骨瘤、骨软骨瘤恶变而来	按发病部位分髓性骨肉瘤和表面骨肉瘤,有疼痛、肿胀、运动障碍三大症状	骨质膨胀变薄时,压迫之可有捏乒乓球感。较小者要与动脉瘤样骨囊肿鉴别	病变可以单发也可多发,溶骨性转移瘤常见,有明确的原发肿瘤病史	病变可以单发也可多发,其特点为骨破坏明显而全身状态良好,其他部位淋巴结肿大
好发年龄	30~60 岁	11~20 岁	20~40 岁	中老年	40~60 岁
钙化形态	环形、沙粒样、斑片状	瘤软骨可钙化	很少钙化	无	无
骨破坏形态	片状、虫蚀状溶骨性或膨胀性破坏,周围可有硬化环	溶骨性、成骨性或混合性骨破坏,病变区可见肿瘤骨和瘤软骨,可呈云絮状、斑块状、针状	皂泡状溶骨性破坏,肿瘤呈膨胀性生长,骨皮质变薄,有时形成菲薄的骨壳	溶骨性转移瘤骨质呈虫蚀状、鼠咬状或大片溶骨性破坏	不同形态溶骨性破坏或程度不一的骨硬化,边缘模糊
软组织肿块	大小不等,分叶状,边界清楚	圆形、半圆形,内可见肿瘤骨	一般无	巨大	较大
骨膜反应	少见	针状、层状、Codman 三角	恶变时有	一般无	局部可有
信号特征	T_1WI 低至中等信号,T_2WI 高信号,内可见低信号钙化和骨化	T_1WI 不均匀低信号,T_2WI 混杂高信号	T_1WI 低信号,T_2WI 高信号,合并出血时呈混杂信号,有时可见液-液平面	溶骨性转移瘤 T_1WI 呈低信号,T_2WI 和 STIR 呈高信号	T_1WI 等信号,T_2WI 与脂肪信号相似,STIR 呈高信号
强化特点	局灶性或弥漫性强化	弥漫性不均匀强化	不同程度强化	有强化	明显强化

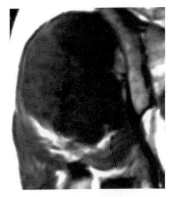
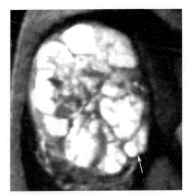

(A) 冠状位 T₁WI   (B) 冠状位 T₂WI

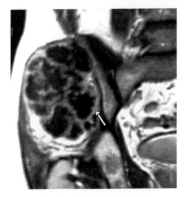

(C) 冠状位 T₁WI 增强扫描

图 4-1-30 软骨肉瘤 MRI 表现

右侧髂骨内可见溶骨性、膨胀性骨破坏（→），其内呈长 T₁、长 T₂ 信号改变，T₂WI 病变散在
多发低信号间隔影，增强扫描边缘及病变内间隔明显强化（⇨）

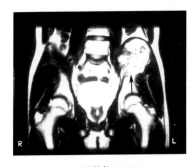
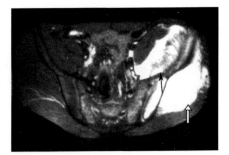

(A) 冠状位 T₁WI   (B) 轴位压脂序列 T₂WI

图 4-1-31 骨肉瘤 MRI 表现

左侧髂骨翼溶骨性骨破坏，呈长 T₁、长 T₂ 信号改变（→），边界不清。
周围弥漫性软组织肿块形成（⇨）

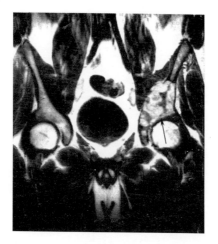

图 4-1-32　骨巨细胞瘤 MRI 表现

冠状位 T_2WI 可见左侧髋臼骨质膨胀，其内不均匀长 T_2 信号灶（→），骨皮质尚保持连续性

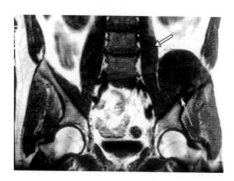

(A) 冠状位 T_1WI

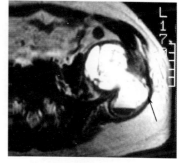

(B) 轴位压脂序列 T_2WI

图 4-1-33　单发髂骨转移瘤 MRI 表现

左侧髂骨溶骨性骨破坏（→），呈长 T_1、长 T_2 信号改变，骨皮质穿凿性破坏，
肿块贯穿髂骨，左侧腰大肌受压（⇨）。病理证实为肺癌骨转移

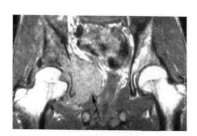

(A) 冠状位 T_1WI

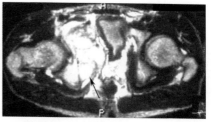

(B) 轴位 T_2WI

图 4-1-34　髋臼淋巴瘤 MRI 表现

右侧髋臼巨大溶骨性骨破坏（→），局部骨质膨胀，T_1WI 呈稍低信号，T_2WI 呈高信号（→），
边界模糊，多骨受累，包绕右侧髋关节

二、关节及软组织疾病鉴别诊断

1. 膝关节疾病的鉴别诊断

项目	色素沉着绒毛结节性滑膜炎 （图 4-2-1）	滑膜肉瘤 （图 4-2-2）	血友病 关节炎 （图 4-2-3）	类风湿 关节炎 （图 4-2-4）	化脓性 关节炎 （图 4-2-5）
临床特征	疼痛、肿胀，关节积液呈巧克力色	关节肿胀，可有压痛或无压痛	遗传性疾病，受轻伤易出血	C 反应蛋白阳性，血清类风湿因子阳性	起病急，发热，局部红、肿、热、痛，白细胞升高
好发年龄	青壮年	青壮年	发病年龄早	青少年	儿童和婴儿
好发部位	膝关节，其次为髋关节、踝关节	四肢关节旁	膝关节，其次为肘关节、踝关节	小关节常见，其次为膝，对称分布	膝关节，其次为髋关节
骨质改变	晚期或肿块很大时可有多个局部类圆形骨破坏；晚期关节间隙狭窄，无骨质疏松	病灶邻近骨质可破坏，肿块位于关节旁	早期关节间隙肿胀，晚期软骨及骨质局部破坏，关节间隙变窄，边缘骨质增生，骨膜下出血引起骨膜反应	明显骨质疏松，关节间隙逐渐变窄，形成纤维性或骨性强直，没有关节内肿块	早期关节间隙增宽，骨质疏松，当关节软骨破坏时，关节间隙变窄，骨性关节面破坏，骨性强直
软组织改变	肿胀	明显肿胀	肿胀	肿胀	早期明显肿胀
MRI 特征	病变主要累及滑膜、滑囊和腱鞘，MRI 能显示关节滑膜增生、肿块形成、含铁血黄素沉积、骨侵袭和骨髓水肿，含铁血黄素呈低信号	肿瘤信号不均，分隔、坏死、出血较常见，T_1WI 和 T_2WI 均可见高、等、低信号，增强后显著且不均匀强化	新鲜出血 T_1WI 呈高信号，含铁血黄素 T_1WI 呈低信号，关节面下可见多发大小不一长 T_1、长 T_2 信号囊变，髁间窝扩大	炎性血管翳 T_2WI 呈高信号，增强后强化，青少年易累及大关节面，可合并脾大	能区分出血、水肿和脓肿，脓肿 T_1WI 呈低信号，T_2WI 和 STIR 呈高信号，边缘强化

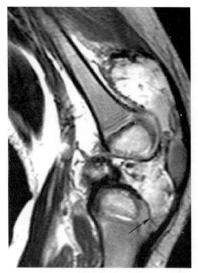

(A) 矢状位 T₂WI

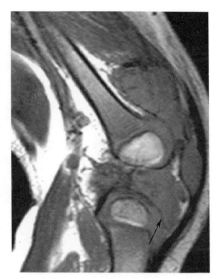

(B) 矢状位 T₁WI

图 4-2-1　色素沉着绒毛结节性滑膜炎 MRI 表现

膝关节滑膜弥漫性增生肥厚，呈结节状、团块状，内见
多发点状、小结节状低信号影（→）

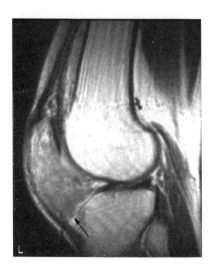

(A) 矢状位 T₁WI

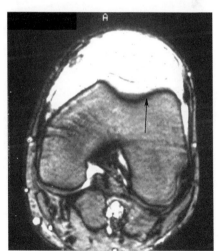

(B) 轴位 T₂WI

图 4-2-2

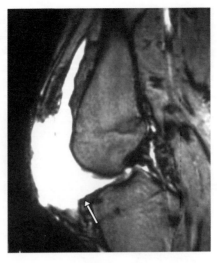

(C) 矢状位 T₂WI

图 4-2-2　滑膜肉瘤 MRI 表现

髌骨下方可见弥漫性软组织肿块影（→），填充膝关节前下间隙并向上蔓延至髌上囊，
病变与髌骨分界不清，T₁WI 呈稍低信号，T₂WI 呈明显高信号改变（⇨）

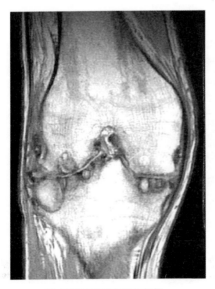

(A) 冠状位质子密度加权像

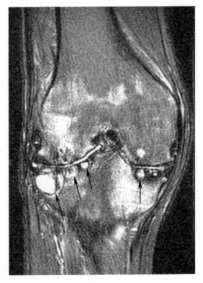

(B) 冠状位 T₂WI

图 4-2-3　血友病关节炎 MRI 表现

双侧膝关节面下软骨及骨质多发破坏，关节间隙变窄，边缘骨质增
生，T₂WI 关节面下可见多发大小不一囊变信号影（→），髁间窝扩大

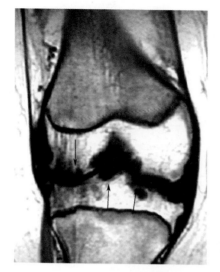

(A) 冠状位 T₁WI

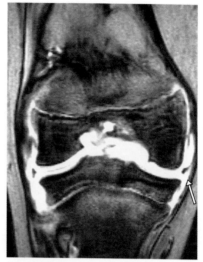

(B) 冠状位压脂序列 T₂WI

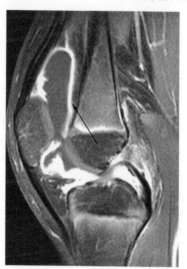

(C) 矢状位压脂序列 T₁WI 增强扫描

图 4-2-4　青少年类风湿关节炎 MRI 表现

膝关节面下软骨及骨质多发虫蚀状破坏（→），关节间隙宽窄不等，
关节腔可见大量积液及炎性血管翳（⇨），增强扫描边缘明显强化

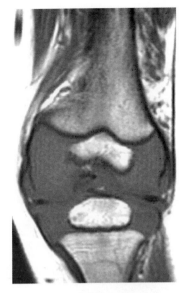
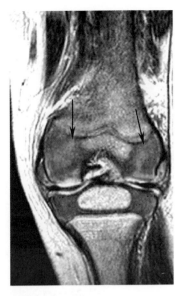

(A) 冠状位 T₁WI　　　　　　　(B) 冠状位 T₂WI

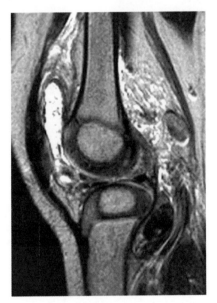

(C) 矢状位 T₂WI

图 4-2-5　化脓性关节炎 MRI 表现

膝关节周围软组织弥漫性肿胀（→），呈长 T₁、长 T₂ 信号改变，
关节面下软骨及骨质多发斑片状长 T₂ 信号改变

2. 髋关节疾病的鉴别诊断

项目	股骨头缺血坏死 （图 4-2-6）	髋关节结核 （图 4-2-7）	化脓性关节炎 （图 4-2-8）
临床特征	激素、酗酒是诱发因素，髋部疼痛、活动受限、跛行	发病缓慢，病程较长，局部肿胀、疼痛、红细胞沉降率加快	发病急、进展快，局部红、肿、热、痛，白细胞升高
好发年龄	30～60 岁	少年、儿童	儿童和婴儿
骨质改变	骨质疏松不明显，早期股骨头形态正常，骨质局部硬化，中后期股骨头囊变、破碎、变扁、关节间隙变窄	骨质疏松明显，关节间隙逐渐变窄，关节边缘骨质虫蚀状或鼠咬状破坏，可见窦道和死骨，晚期出现纤维性强直	早期骨质疏松，关节间隙增宽，中晚期关节间隙变窄，骨性关节面破坏，多位于承重面，最后形成骨性强直
软组织改变	无肿胀	肿胀、冷脓肿形成	早期明显肿胀
信号特征	股骨头边缘条带影，T_1WI 和 T_2WI 均呈低信号，条带影下为股骨头斑片状、斑点状 T_1WI 低信号，T_2WI 低、高或混杂信号	滑膜肿胀、充血，关节肿胀，关节腔积液呈长 T_1、长 T_2 信号，软骨和骨坏死表现为不规则 T_1WI 低信号、T_2WI 高信号	关节软骨破坏，T_2WI 上信号升高，骨髓炎和脓肿均呈长 T_1、长 T_2 信号，增强后边缘强化或弥漫性强化

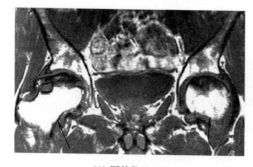
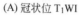
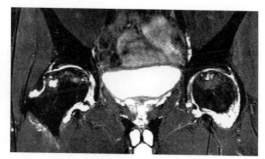

(A) 冠状位 T_1WI　　　　　　　　　　(B) 冠状位压指序列 T_2WI

图 4-2-6　股骨头缺血坏死 MRI 表现

双侧股骨头内上方见条带状长 T_1、短 T_2 信号影（→），其内侧呈斑片状长 T_1、
短 T_2 信号，外侧可见片状长 T_1、等 T_2 信号影，其在 STIR 上表现
为片状高信号，右侧股骨头条带影外侧及左股骨头条带影内侧
分别见一结节状长 T_2、长 T_1 信号影，其在 STIR 上呈明显高信号

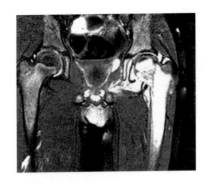

图 4-2-7 髋关节结核 MRI 表现

冠状位压脂序列 T_2WI 可见左侧股骨近端弥漫性长 T_2 信号改变（→），髋关节腔内见较多稍长 T_2 信号
影，股骨头关节面下骨质信号减低，关节间隙扩大，关节周围软组织肿胀，呈长 T_2 信号改变

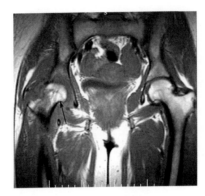
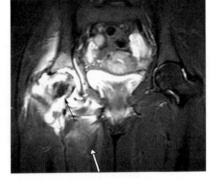

(A) 冠状位 T_1WI (B) 冠状位 T_2WI

图 4-2-8 化脓性关节炎 MRI 表现

右侧髋关节间隙增宽，髋关节腔内见较多长 T_2 积液信号影，右侧髋臼缘、右侧股骨头、股骨颈多
发斑片状长 T_1、长 T_2 信号改变（→）。关节周围软组织弥漫性肿胀，T_2WI 信号增高（⇨）

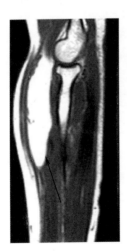
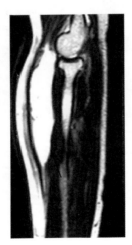
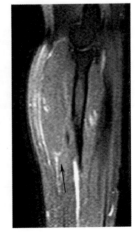

(A) 矢状位 T_1WI (B) 矢状位 T_2WI (C) 矢状位 T_2WI 压脂序列

图 4-2-9 脂肪瘤 MRI 表现

桡骨上段前方肌间隙内可见一梭形肿物（→），边界清楚，T_1WI、T_2WI 均呈明显高信号，压脂序列呈低信号

3. 软组织疾病的鉴别诊断

项目	脂肪瘤 (图 4-2-9)	脂肪肉瘤 (图 4-2-10)	血管瘤 (图 4-2-11)	淋巴管瘤 (图 4-2-12)	神经纤维瘤 (图 4-2-13)	神经鞘瘤 (图 4-2-14)	恶性纤维组织细胞瘤 (图 4-2-15)
好发年龄	50～70 岁	50～60 岁	青年人	儿童	20～30 岁	20～50 岁	40 岁左右
好发部位	颈、肩、腹、四肢近端	四肢深部，尤其是臀部	多位于皮下表浅部位，少数位于深部组织	颈部和腋下	皮肤或皮下表浅部位	头、颈、四肢、躯干的神经走行区	下肢及上肢，接近于深筋膜或骨骼肌肉
病灶形态	单发，类圆形，边界清楚，有包膜	结节状或分叶状，边界欠清	形态不规则，边界不清楚	椭圆形或分叶状囊肿，边界清楚	卵圆形或梭形，边界清楚	球形、卵圆形或梭形，边界清楚	形态不规则，边界不清
出血、坏死、囊变	少见	可有	少见	囊性	少见	多见	多见
信号特征	T_1WI 高信号，偶见低信号间隔和局灶样钙化，T_2WI 中高或等信号，STIR 上脂肪被抑制	信号同脂肪瘤，但纤维间隔较脂肪瘤粗，且呈不规则或结节状，分化较低的脂肪肉瘤可不含脂肪组织	含有脂肪、平滑肌等不同成分，T_1WI 等或略高信号，T_2WI 混杂高信号，内可见蚯蚓状血管流空信号	多房囊状等或长 T_1、长 T_2 信号，内有厚度不同的低信号间隔	T_1WI 中等信号，T_2WI 高信号，可见胡椒-盐征、靶征，后者表现为中心低信号、周边高信号	T_1WI 低至中等信号，T_2WI 高信号，周围可见薄的环形低信号	T_1WI 中等或稍低信号，T_2WI 低或高信号，低信号反应瘤内胶原纤维较多；出血时呈短 T_1、长 T_2 信号
强化特点	间隔轻度强化	明显不均匀强化	中度至明显强化	不强化，间隔可强化	均匀或不均匀明显强化	不均匀强化	强化不明显
备注	—	钙化者常为高分化	CT 上静脉石有诊断意义	—	—	—	—

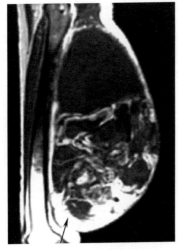
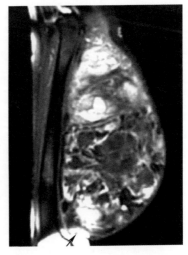

(A) 矢状位 T₁WI   (B) 矢状位 T₁WI 压脂序列增强扫描

图 4-2-10 脂肪肉瘤 MRI 表现

左侧大腿内巨大软组织肿块影（→），其内信号混杂，T₁WI 以低信号为主，
散在斑点状及条索状短 T₁ 高信号灶，增强扫描明显不均匀强化

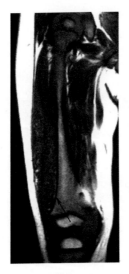
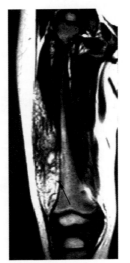

(A) 冠状位 T₁WI   (B) 冠状位 T₂WI

图 4-2-11 血管瘤 MRI 表现

大腿外侧肌间隙内可见一梭形肿物（→），T₁WI 边界不清，呈长 T₁、长 T₂ 信
号，病变内可见点状、短条状 T₁WI 和 T₂WI 高信号区及蚯蚓状、斑点状低信号

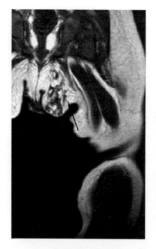

(A) 冠状位 T₁WI   (B) 冠状位 T₂WI

图 4-2-12　淋巴管瘤 MRI 表现

左侧大腿根部内侧皮下可见片状混杂信号影，呈蜂窝状结构（→），边界
欠清，在 T_1WI 上主要为等及稍低信号，T_2WI 呈明显高信号

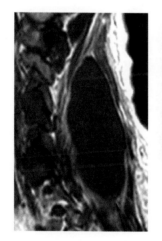 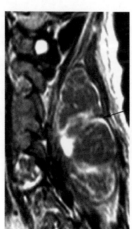 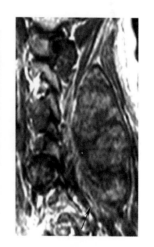

(A) 矢状位 T₁WI   (B) 矢状位 T₂WI   (C) 矢状位 T₁WI
　　　　　　　　　　　　　　　　　　　　　　　　　　　　增强扫描

图 4-2-13　神经纤维瘤 MRI 表现

颈部周围软组织内见多发大小不等类椭圆形软组织肿块（→），呈等 T_1 不均
匀、长 T_2 信号，边界清楚，较大者位于右后颈部。增强扫描肿块呈不均匀强化

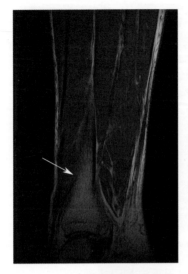
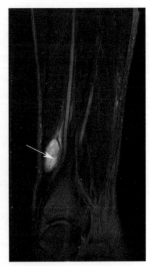

(A) 矢状位 T₁WI　　　　　　　　(B) 矢状位 T₂WI

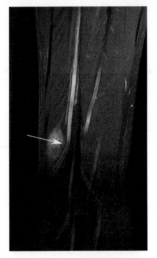

(C) 矢状位 T₁WI 增强

图 4-2-14　神经鞘瘤 MRI 表现

右前臂软组织肿胀，内见椭圆形等 T₁ 混杂、T₂ 分叶状团块影。增强扫描肿瘤
明显不均匀强化（→），内见多发无强化低信号区，部分血管受包绕

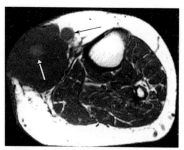
(A) 轴位 T₁WI

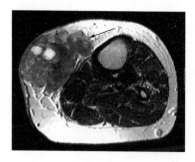
(B) 轴位 T₂WI

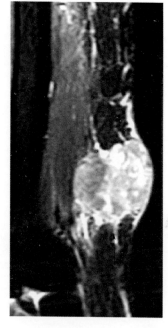
(C) 矢状位压脂序列 T₂WI 增强

图 4-2-15　恶性纤维组织细胞瘤 MRI 表现

左侧胫骨前内侧软组织肿块影（→），形态不整，以长 T_1、混杂 T_2 信号
改变为主，其内散在斑点状 T_1WI 高信号出血灶（⇨），
增强扫描肿瘤明显强化

第五部分

胸　部 >>>

一、呼吸系统疾病鉴别诊断

1. 肺部孤立性结节的鉴别诊断

项目	癌结节 (图 5-1-1)	炎性结节	结核球 (图 5-1-2)	错构瘤 (图 5-1-3)
临床特征	咳嗽、痰中带血或早期无症状	咳嗽多见,痰中带血少见,动态观察有变化	有结核病史,动态观察无明显变化	中心型可引起阻塞性炎症、肺不张;周围型多偶然发现
好发年龄	45 岁以上	30~40 岁	成人	成人
好发部位	肺内均可	左舌段、右肺上叶和中叶	上叶尖后段和下叶背段	肺门周围
病灶大小、形态	分叶状、类圆形,边缘毛糙,有短毛刺,部分结节密度呈磨玻璃密度或部分磨玻璃密度	1~6cm 多见,类圆形,部分有浅分叶,边界清楚光滑,周围可有渗出改变	2~3cm 多见,类圆形、无分叶或有波浪状边缘,边缘光滑,有长毛刺,卫星灶多见	2~3cm 多见,类圆形或椭圆形,一般无分叶,边界光滑锐利,病灶内可见脂肪
钙化	少见	少见	多见	多见,爆米花样
坏死	可有,空泡征	可有,洞壁光滑	可有	无
邻近胸膜改变	胸膜凹陷征多见	线状增厚粘连	有胸膜粘连带	一般无粘连
强化特点	不均匀强化、厚壁周围环形强化,强化环内壁凹凸不平;有一部分呈渐进式均匀强化或由外到内逐渐强化	均匀强化或不均匀强化,中间坏死部分始终不强化,强化部分范围不改变	不强化或薄壁周围环形强化,也称包膜样强化	强化程度与组织构成有关,软骨成分多时,不强化或轻度强化,纤维成分多时明显强化,一般为不均匀强化
动态增强曲线	快升缓降型多见	一般为快升快降型	慢升慢降型多见	慢升慢降型多见

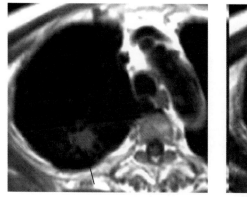
(A) 轴位 T₁WI

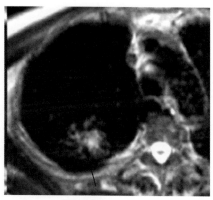
(B) 轴位 T₂WI

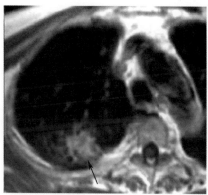
(C) 轴位 T₁WI增强扫描

图 5-1-1　癌结节（肺腺癌）MRI 表现

右肺上叶可见不规则肿块影（→），边缘毛刺影，T_1WI 稍低信号，T_2WI 高信号改变，增强扫描明显强化

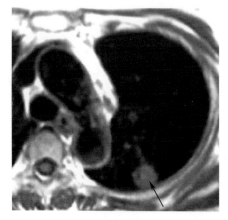
(A) 轴位 T₁WI

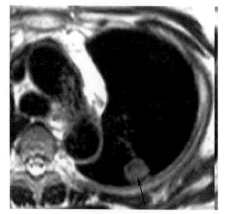
(B) 轴位 T₂WI

图 5-1-2

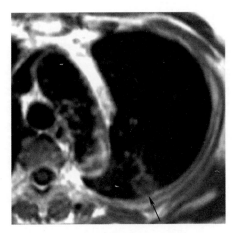

(C) 轴位 T₁WI增强扫描

图 5-1-2　结核球 MRI 表现

左肺上叶后段胸膜下椭圆形结节影（→），边界清晰，结节 T₁WI、T₂WI 呈稍低信号改变，
增强扫描边缘轻度环形强化

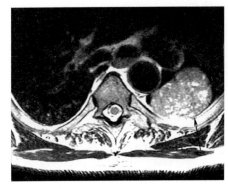

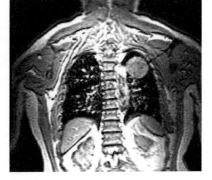

(A) 轴位 T₂WI　　　　　　　　　　　　(B) 冠状位 T₁WI

图 5-1-3　错构瘤 MRI 表现

左肺上叶可见椭圆形病灶（→），边界清晰，其内散在斑点状长 T₁、长 T₂ 信号
灶，信号不均，提示成分混杂

2. 胸壁良、恶性肿瘤的鉴别诊断

项目	良性(图 5-1-4)	恶性(图 5-1-5)
胸膜增厚厚度	<10mm 多见	>10mm 多见
胸膜增厚形态	局限性、结节状,边界光滑	弥漫性、环绕形或不规则
坏死、囊变	无	有
钙化	常见	少见
胸壁或膈肌受侵	无	可有
MRI 信号	T₁WI 和 T₂WI 均呈低或等信号	T₁WI 呈低或等信号,T₂WI 多数呈高信号
强化特点	无明显强化	多明显强化

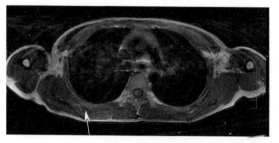

(A) 轴位 T₁WI

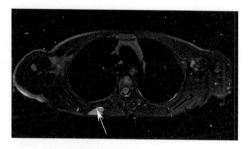

(B) 轴位压脂 T₂WI

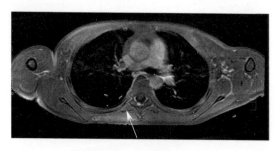

(C) 轴位 T₁WI 增强扫描

图 5-1-4　胸壁良性肿瘤 MRI 表现

右侧背部胸壁中上侧可见卵圆形肿块影，边界清晰，病灶呈短 T₁、长 T₂ 信号改变，增强轻-中度强化（→）。病理学证实为胸壁血管瘤

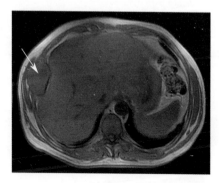

(A) 轴位 T₁WI

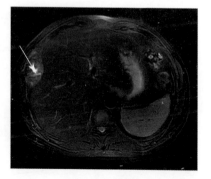

(B) 轴位 T₂WI

图 5-1-5　胸壁恶性肿瘤 MRI 表现

直肠癌胸壁转移。右侧胸壁可见不规则软组织肿块影，呈等 T₁、混杂长 T₂ 信号改变（→），邻近肋骨受侵，T₁ 信号减低；肝脏边缘受压移位

3. 纵隔常见实性疾病的鉴别诊断

项目	胸腺瘤 （图 5-1-6）	脂肪瘤 （图 5-1-7）	畸胎瘤 （图 5-1-8）	神经源性肿瘤 （图 5-1-9）
好发 年龄	中年人	年轻人	出生时即有	成年人
好发 部位	前纵隔	前纵隔下部和心膈 角区	前纵隔中部	后纵隔,少数位于中 纵隔
病灶 形态	圆形、卵圆形或分 叶状	类圆形、哑铃状,有 包膜,边界清楚	圆形、椭圆形、分 叶状	圆形、椭圆形、哑铃状, 边界光滑
钙化	可有致密、不规则 钙化	无	常见斑点状、不规则 钙化	可有散在针尖状钙化
出血、坏 死、囊变	可有	无	可囊变	可有出血、坏死、囊变
信号特征	T_1WI 低或中等信 号,T_2WI 高信号	内含短 T_1、长 T_2 脂 肪信号	约 3/4 病例可见脂 肪信号影,可见脂-液 平面	T_1WI 中等信号,T_2WI 稍高信号
强化特点	不均匀强化	无强化	实性部分强化	不均匀强化
备注	易合并重症肌无力	信号混杂时提示脂 肪肉瘤	—	可有椎间孔扩大等骨 质改变

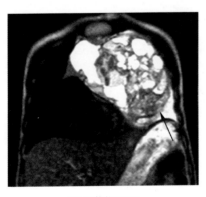

(A) 冠状位 T_2WI

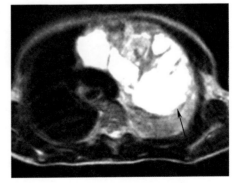

(B) 轴位 T_2WI

图 5-1-6 胸腺瘤 MRI 表现

前上纵隔可见巨大分叶状软组织肿块影向左侧胸腔蔓延（→），占据左侧
胸腔大部,肿块仍保持帆状形态。表现为以长 T_2 信号为主的囊实性病变

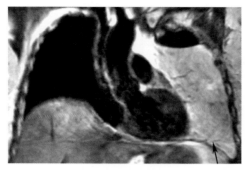
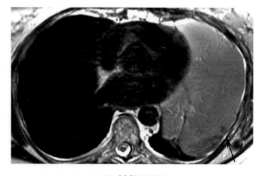

(A) 冠状位 T₁WI   (B) 轴位 T₂WI

图 5-1-7　胸腺脂肪瘤 MRI 表现

左侧纵隔至左侧胸腔内可见大片状短 T₁、长 T₂ 信号灶（→），与皮下脂肪信号类似，病变向左侧
胸腔蔓延，占据左侧胸腔大部，与纵隔间脂肪间隙消失、分界不清

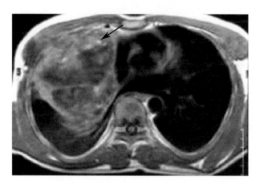
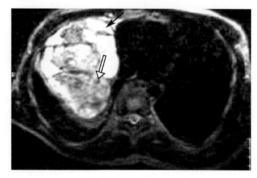

(A) 轴位 T₁WI   (B) 轴位 T₂WI

图 5-1-8　畸胎瘤 MRI 表现

右侧前纵隔内可见巨大分叶状肿块影（→），肿块与纵隔脂肪层分界不清，T₁WI 内高低信号混杂，
T₂WI 以高信号为主，囊实性肿物，其内散在等低信号影（⇨）

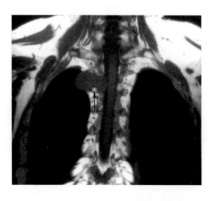

图 5-1-9　神经源性肿瘤 MRI 表现

冠状位 T₁WI 可见右后上纵隔内哑铃状肿块影（→），T₁WI
信号稍低，沿邻近扩大椎间孔向椎管内延伸

4. 纵隔常见囊性疾病的鉴别诊断

项目	支气管囊肿 (图 5-1-10)	食管囊肿 (图 5-1-11)	胸腺囊肿 (图 5-1-12)	心包囊肿 (图 5-1-13)	囊性淋巴管瘤 (图 5-1-14)	神经肠源性囊肿 (图 5-1-15)	皮样囊肿 (图 5-1-8)
好发年龄	儿童	婴儿和儿童	中年人	儿童	儿童	年轻人	青少年
好发部位	中纵隔,气管隆嵴之下向右突出	后纵隔前部食管旁	前纵隔	右侧心膈角区,内缘紧贴心包	前纵隔,少部分从颈部或腋窝区扩散而来	后纵隔,贴近食管	前纵隔中部
病灶形态	类圆形,边缘光整,壁薄,与气管相通,可见气-液平面	圆形或椭圆形,轮廓光滑	单腔或多腔,壁薄	圆形或椭圆形,边缘光滑,壁薄,随体位改变而改变	单房或多房,壁薄,偶见钙化	类圆形,壁薄,与消化道连通,可见气-液平面	类圆形,分叶状,内可见分隔-囊壁可见钙化
信号特征	T_1WI 低或高信号,T_2WI 高信号	T_1WI 低信号,T_2WI 高信号	T_1WI 低信号,T_2WI 高信号	T_1WI 低或高信号,T_2WI 高信号	T_1WI 信号不均,T_2WI 高信号	T_1WI 低或高信号,T_2WI 高信号	T_1WI 低或高信号,T_2WI 高信号
备注	—	不能与食管旁支气管囊肿区别	—	—	—	多伴发脊柱异常,可与食管囊肿区别	—

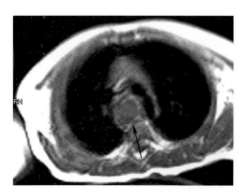

(A) 轴位 T_1WI

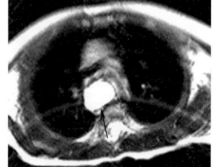

(B) 轴位 T_2WI

图 5-1-10 纵隔支气管囊肿 MRI 表现

中纵隔气管隆嵴水平可见椭圆形长 T_1、长 T_2 信号影（→），病变向右突出，边界清晰

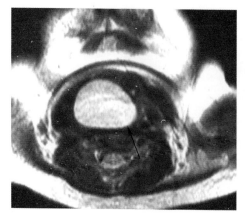

(A) 轴位 T$_2$WI

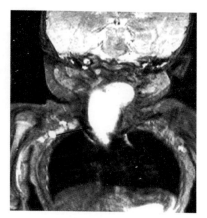

(B) 冠状位 T$_2$WI

图 5-1-11　食管囊肿 MRI 表现

食管与气管之间可见梭形长 T$_2$ 囊性信号影（→），病变偏于右侧，
气管受压向左前方移位。冠状位病变沿食管走行方向蔓延

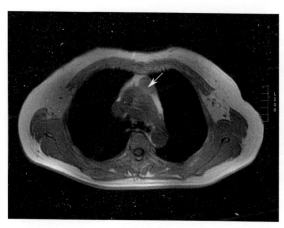

(A) 轴位 T$_1$WI

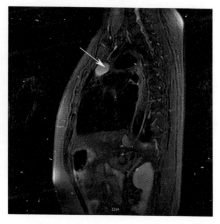

(B) 矢状位 T$_2$WI

图 5-1-12　胸腺囊肿 MRI 表现

前上纵隔胸腺区可见椭圆形等长 T$_1$、长 T$_2$ 高信号影，呈单腔薄壁改变，边界清晰（→）

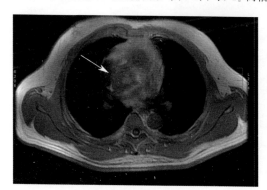

(A) 轴位 T$_1$WI 心室平面像

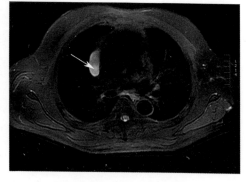

(B) 轴位 T$_2$WI 心室平面像

图 5-1-13　心包囊肿 MRI 表现

右心房外侧见条带状长 T$_1$、长 T$_2$ 信号，与右心房广基底相连，边界清晰（→）

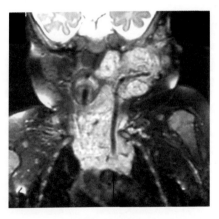

图 5-1-14　囊性淋巴管瘤 MRI 表现

冠状位 T_2WI 可见纵隔内不规则肿块影（→），病变包绕周围血
管并向左侧颈部蔓延，走行区与颈部淋巴结分布区一致

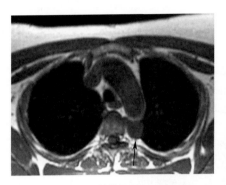

(A) 轴位 T_1WI

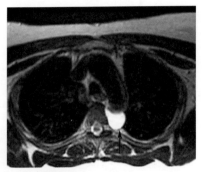

(B) 轴位 T_2WI

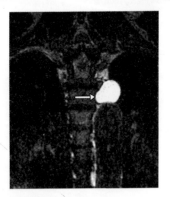

(C) 冠状位 T_2WI

图 5-1-15　神经肠源性囊肿 MRI 表现

左侧主动脉弓后方脊柱旁椭圆形囊性信号灶（→），呈长 T_1、长 T_2 信号改变，
邻近椎体弧形受压（⇨），未与椎管内相通

5. 纵隔淋巴结疾病的鉴别诊断

项目	淋巴结转移 (图 5-1-16)	淋巴瘤 (图 5-1-17)	淋巴结结核	结节病
临床特点	可寻原发灶	好发于 55 岁左右，对放疗及化疗敏感	多见于 20 岁以下，可见肺部原发灶	多见于 20～45 岁女性，Kveim 试验阳性
好发部位	常见于一侧肺门和气管旁淋巴结	两侧气管旁和肺门淋巴结，以前者为主	常见于一侧肺门和（或）同侧气管旁淋巴结	多器官受累，常以双侧肺门淋巴结肿大为主，多累及肺部
病灶形态	类圆形、分叶状肿大	肿大淋巴结散在分布或互相融合	肿大淋巴结可呈融合状	肺门淋巴结肿大显著，呈土豆状
钙化、坏死	可液化坏死	10%～21% 出现坏死	常见坏死和钙化	一般无
强化特点	均匀强化	低至中度强化	环形强化	中至明显均匀强化

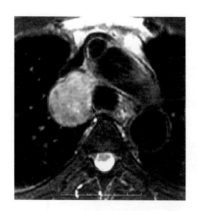 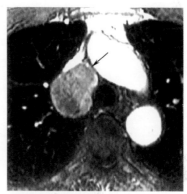

(A) 轴位 T_2WI (B) 轴位 T_1WI 增强扫描

图 5-1-16 纵隔淋巴结转移 MRI 表现

右侧气管旁腔静脉后可见分叶状软组织信号肿块影（→），呈稍长 T_2 信号改变，
增强扫描实性部分强化，坏死区未见强化

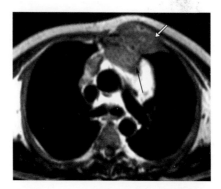

图 5-1-17 纵隔淋巴瘤 MRI 表现

轴位 T_1WI 可见前纵隔血管前间隙不规则稍低信号软组织肿块影（→），
肿块呈浸润性生长，向前累及胸骨及前胸壁（⇨）

二、心脏大血管疾病鉴别诊断

1. 心肌梗死的鉴别诊断

项目	急性心肌梗死(图 5-2-1)	慢性心肌梗死
发病时间	4 周以内	6 周以上
梗死部心肌形态	心室壁变薄	心室壁变薄,较急性期更明显
信号特征	信号增高,T_2WI 较 T_1WI 更明显	信号减低,T_2WI 较 T_1WI 更明显
强化特点	病变心肌强化,信号较正常心肌高	早期无强化,延迟 30min 可强化
备注	急性者有典型临床体征和心肌酶变化	—

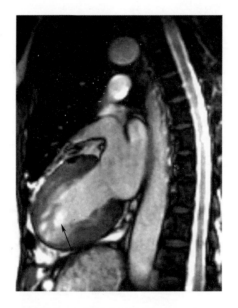

图 5-2-1 急性心肌梗死 MRI 表现
收缩终末期梯度回波序列（GRE）电影成像心室长轴像可见左心室心
尖部心室壁信号增高、模糊（→），与邻近正常心肌分界不清

2. 心肌及心包常见疾病的鉴别诊断

项目	扩张型心肌病 （图 5-2-2）	肥厚型心肌病 （图 5-2-3）	限制型心肌病 （图 5-2-4）	缩窄性心包炎 （图 5-2-5）
病因	缺血性心脏病、病毒感染等导致心肌间质纤维化，心腔扩张	遗传、内分泌紊乱、高血压等导致心肌肥厚、心腔扩张	淀粉样变、糖原沉积、血色沉积病等导致心内膜和内层心肌纤维化和附壁血栓形成	化脓性、出血性、纤维蛋白性渗出导致心包增厚，引起心室充盈的顺应性减低
临床症状	心悸、气短、头痛、眩晕	心悸、气短、头痛、眩晕	右心型表现为肝大、腹腔积液；左心型表现为呼吸困难、胸痛	劳力性呼吸困难、腹部膨胀、心尖搏动减弱
好发年龄	中年	青少年	中年	青少年、中老年均可
MRI 表现	左心室球形扩张，多伴有右心室扩张，心室壁厚度正常或减低，心室壁收缩期增厚率普遍下降，心室壁运动减弱，心室容积增加，射血分数减低	心室壁增厚，常累及肌部室间隔引起非对称性室间隔肥厚，收缩期左心室流出道狭窄，可见低信号喷射血流束；心腔不扩张，且多缩小、变形	右心型表现为右心室流出道狭窄、变形，右心室壁增厚，右心房扩张，心包积液；左心型表现为左心房右心室扩张，左心室流入道变形，射血分数及心室壁动度减低	心包局部或全部增厚（5～20mm），T_1WI 中等信号，T_2WI 中等或稍低信号，增强后强化明显，双心室受压变形，以右心室为主；心包及胸腔积液
备注	首选超声检查	首选超声检查	首选超声检查	首选超声检查

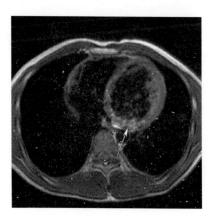 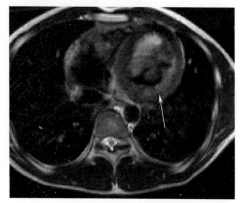

(A) 轴位 T_1WI (B) 轴位 T_2WI

图 5-2-2

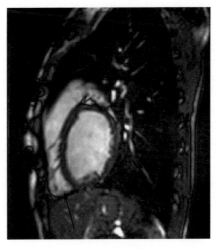

(C) GRE 电影成像

图 5-2-2　扩张型心肌病 MRI 表现

双侧心室增大，以左心室为主（→），心室壁厚度正常。
心腔和心室壁未见异常信号，各心室壁运动
减弱，心脏舒缩功能受限

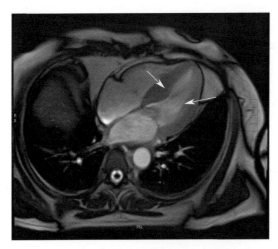

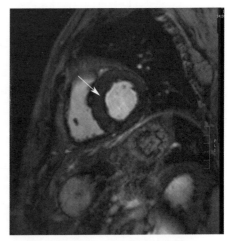

(A) 轴位心室平面像　　　　　　　(B) GRE电影成像心室短轴像

图 5-2-3　肥厚型心肌病 MRI 表现

横轴位心室平面像见左心室侧壁及室间隔明显增厚（→），左心室后壁厚度正常，
室间隔厚度与左心室后壁厚度之比为 1.5；GRE 电影成像心室短轴像见
室间隔明显肥厚，左心室后壁未增厚，符合肥厚型心肌病改变

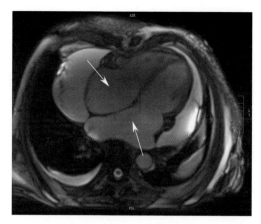

图 5-2-4 限制型心肌病（特发性） MRI 表现

轴位 T_1WI 心室平面像可见双心室（右心室、左心室）心腔略小，双心房
（右心房、左心房）扩张（→），心包腔可见积液

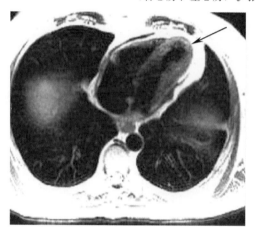

| (A) 轴位 T_1WI | (B) GRE 电影序列 |

图 5-2-5 缩窄性心包炎 MRI 表现

心包弥漫性增厚（→），局部结节状，T_1WI、T_2WI 中等信号，双心室受压变形

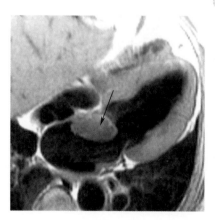 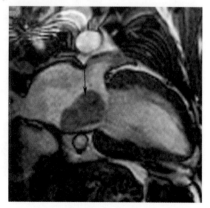

| (A) 轴位 T_1WI | (B) GRE 电影成像 |

图 5-2-6 心房黏液瘤 MRI 表现

左心房壁椭圆形肿块影，黏附于卵圆窝（→），有蒂与房间隔相连，GRE 电影成像可见肿瘤对
二尖瓣瓣口血流的影响

3. 心肌常见肿瘤的鉴别诊断

项目	心房黏液瘤 (图 5-2-6)	纤维瘤 (图 5-2-7)	脂肪瘤 (图 5-2-8)	血管肉瘤 (图 5-2-9)
好发年龄	成人	婴幼儿	成人	儿童或年轻人
好发部位	多起源于房间隔,以窄基底与其相连,并向心腔内生长	心室心肌内,常见于左心室游离壁或室间隔	多原发于心外膜,在心房、心室无差异	各房室及间隔心肌壁均可发生,常累及一个以上心腔,可侵犯心包和大血管
病灶形态	圆形或椭圆形,多呈浅分叶状,有蒂与心房间隔相连,肿瘤位置可随心动周期而变化,有时脱入左室	卵圆形或分叶状,常有薄层假薄膜,边界清楚	椭圆形或分叶状,边界清楚	形态不规则,边界不清,可见坏死、出血
信号特征	T_1WI 呈均匀或不均匀中等信号,T_2WI 呈不均匀高信号	T_1WI 信号不均,低于心肌信号,T_2WI 低信号	T_1WI 和 T_2WI 均呈脂肪样高信号,STIR 信号明显减低	T_1WI 呈低至中等信号,T_2WI 呈高信号
强化特点	不均匀强化	强化程度较正常心肌弱	无强化	一般均匀强化,坏死后内部不强化

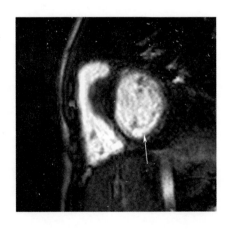

图 5-2-7　纤维瘤 MRI 表现

电影成像可见室间隔分叶状肿块影 (→)，略低于心肌信号，边界清楚

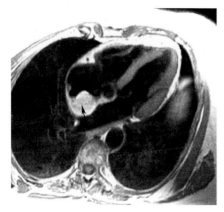

(A) 轴位 T$_1$WI   (B) 轴位压脂序列 T$_1$WI

图 5-2-8　脂肪瘤 MRI 表现

房间隔椭圆形脂肪信号灶（→），呈短 T$_1$ 高信号；压脂序列信号减低

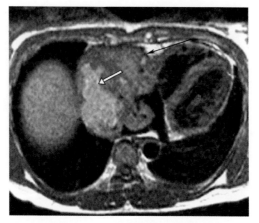

图 5-2-9　血管肉瘤 MRI 表现

轴位 T$_1$WI 巨大肿瘤起源于右心房游离壁，形态不规则，边界不清，
实性部分呈等信号（→），其内可见大片状高信号出血灶（⇨）

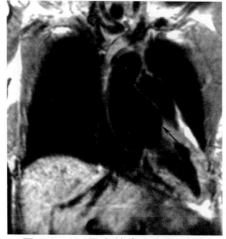

图 5-2-10　马方综合征 MRI 表现

冠状位 T$_1$WI 主动脉根部囊性
扩张（→），呈大蒜头状

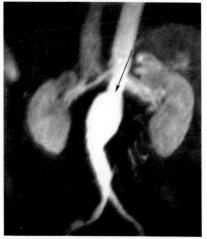

图 5-2-11　真性动脉瘤 MRI 表现

腹主动脉瘤三维增强 MRA 显示
腹主动脉扩张（→），
未累及肾动脉及髂总动脉

4. 主动脉疾病的鉴别诊断

项目	马方综合征 (图 5-2-10)	真性动脉瘤 (图 5-2-11)	假性动脉瘤 (图 5-2-12)	主动脉夹层 (图 5-2-13)
临床表现	全身多系统病变,主要表现为肢体细长、蜘蛛指、鸡胸、晶状体脱位、高度近视	胸背疼痛、咳嗽、气短、声音嘶哑、吞咽困难	局部有肿块,并有膨胀性搏动,可触及收缩期震颤,听到收缩期杂音	突感胸部疼痛,向胸前及背部放射,严重者发生休克和猝死
病因、病理	遗传性结缔组织病,主动脉中层囊性坏死、弹力纤维断裂和黏液变性等,导致主动脉窦扩张、主动脉瘤,少数并发主动脉夹层	动脉硬化、梅毒、创伤、感染或马方综合征导致主动脉壁薄弱扩张,其瘤壁保留正常动脉壁的三层结构	一般由于外伤、医源性原因导致动脉壁破裂后形成血肿,周围包绕结缔组织所致,"瘤壁"由机化的纤维组织构成,无正常动脉壁的三层结构	高血压、马方综合征、动脉粥样硬化时动脉壁中膜弹力组织和平滑肌病变,血液从内膜破口进入中膜,将主动脉壁分为双层,90%内膜有破裂口
好发部位	主动脉窦或主动脉根部	可侵犯主动脉任何部位	多起源于动脉韧带水平的主动脉峡部	破裂口位于升主动脉或主动脉弓,病变局限或延伸至腹主动脉远端
病灶形态	扩张动脉呈囊状,矢状位或冠状位呈大蒜头状	主动脉梭形或囊状扩张,直径大于其近心端正常血管管径的1/3,有时内可见到血栓	主动脉局限性囊状膨出,慢性病例常有不规则血栓或钙化	伴或不伴主动脉扩张,可见到内膜片,双腔主动脉结构
MRI 特征	综合真性动脉瘤和主动脉夹层的特点	主动脉呈梭形、囊状扩张,内可见附壁血栓,T_1WI 上呈高信号或较低信号	主动脉呈偏心性厚壁囊状扩张,瘤内可见不规则血栓,T_1WI 上呈高信号或较低信号	T_1WI 上真腔低信号,假腔较高信号,真假腔之间见线状中等信号内膜片,真腔强化明显

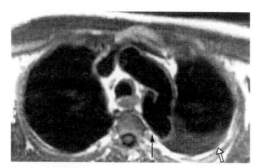

图 5-2-12 假性动脉瘤 MRI 表现

慢性胸部挫伤患者，左侧胸腔可见积液（⇨），升主动脉
限局性囊状膨出（→），形态不规整．

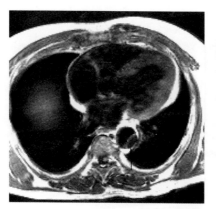

(A) 轴位 T_1WI

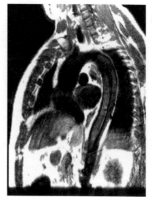

(B) 矢状位 T_1WI

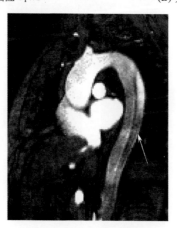

(C) 矢状位 GRE 快速成像

图 5-2-13 主动脉夹层 MRI 表现

胸主动脉呈双腔改变（→），其间见内膜片分隔，内膜片 T_1WI 呈中等
信号。升主动脉增宽，GRE 快速成像主动脉峡部见内膜破口，其下方至
腹主动脉上部呈双腔改变，其内见分隔之内膜片影。真腔较小，
位于腹外侧，假腔大，位于背内侧，其内血流信号增高

三、乳腺良、恶性肿瘤的鉴别诊断

项目	良性(图 5-3-1)	恶性(图 5-3-2)
形态边界	类圆形或分叶状,边界光滑	不规则或毛刺状,边界不光滑
腋窝淋巴结	无肿大	多肿大
MRI 信号	T_1WI 和 T_2WI 均呈低或等信号	T_1WI 呈低或等信号,T_2WI 多数呈高信号
强化特点	延迟强化,持续时间较长,强化较均匀,弥漫性点状或片状强化	早期强化,曲线多呈快进快出型,强化多不均匀,环形或片状强化
MRS	胆碱峰正常	胆碱峰明显升高
弥散图像	一般 ADC 值$>1.3\times10^{-3}mm^2/s$	一般 ADC 值$<1.3\times10^{-3}mm^2/s$

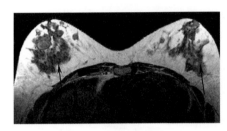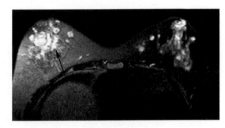

(A) T_1WI　　　　　　　　　　　(B) T_2WI 脂序列

图 5-3-1　乳腺多发纤维腺瘤 MRI 表现

双侧乳腺多发纤维腺瘤。双侧乳腺内可见多发大小不等结节影（→），右侧乳腺多见,病变边缘光滑锐利,界限清楚,较大者呈分叶状,T_1WI 为等信号,T_2WI 信号稍高于乳腺腺体,以压脂序列显示最为清楚

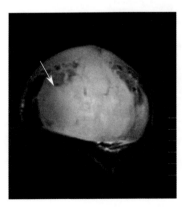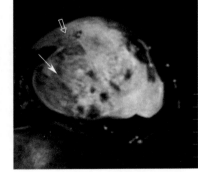

(A) T_1WI 平扫　　　　　　　　　(B) T_1WI 增强扫描

图 5-3-2　左侧乳腺癌 MRI 表现

平扫示左侧乳腺明显肿胀,其内见团块状短 T_1 信号影,边缘略毛糙（→）,左侧乳晕及皮肤增厚,与肿块关系密切（⇨）。增强扫描病变明显不均匀强化内可见粗大血管影。经病理证实为乳腺癌

第六部分

腹部与盆腔 >>>

一、消化系统疾病的鉴别诊断

1. 肝脏实性疾病的鉴别诊断（一）

项目	肝癌 （图 6-1-1）	血管瘤 （图 6-1-2）	脓肿 （图 6-1-3）	转移瘤 （图 6-1-4）	肝内胆管 细胞癌 （图 6-1-5）	血管平滑 肌脂肪瘤 （图 6-1-6）	血管肉瘤 （图 6-1-7）	结核 肉芽肿 （图 6-1-8）
临床 特点	消瘦、乏力、呕血、黑便，有肝炎及肝硬化病史，甲胎蛋白（AFP）升高	通常无明显症状，较大者有腹痛、腹胀	寒战、高热、右上腹疼痛、肝大、压痛	有原发病灶，多来自胃肠道恶性肿瘤	60 岁左右多见，右上腹胀痛，可有黄疸	中青年女性多见，无肝炎、肝硬化病史	60 ～ 70 岁多见，AFP 多正常，多有二氧化钍接触史	低热、盗汗、乏力、食欲不振
病灶 形态	单发多见，巨块型、结节状、混合型及弥漫型	圆形或类圆形，单发或多发	类圆形，可有分隔，呈多房状，周围可见水肿	类圆形、常多发，边界清或不清	类圆形或分叶状，多大于 5cm，可见扩张胆管	单发肿块，内含脂肪成分，边界清楚	多结节、单发巨大或弥漫小结节状	类圆形，边缘较清
出血、 坏死、 囊变	较大者多见液化、坏死及出血	较大者可合并出血或血栓形成	液化、坏死多见，内可见气-液平面	中心常液化坏死，出血少见	很少出现囊变、坏死	偶尔合并出血	易合并出血、坏死	可液化、坏死，可见点片状或沙粒样钙化
信号 特征	T_1WI 呈稍低信号，T_2WI 呈稍高信号，可见低信号假包膜	T_1WI 低信号，T_2WI 显著高信号，呈灯泡征	T_1WI 呈低信号，T_2WI 呈高信号，周围可见水肿信号	T_1WI 呈低信号，T_2WI 呈中等至显著高信号	T_1WI 呈低信号，T_2WI 呈高信号，中心大片纤维化呈稍高信号	T_1WI 以低信号为主，内含高信号脂肪成分，T_2WI 不均匀高信号	T_1WI 低信号，T_2WI 呈高信号，信号强度与血管瘤相似	T_1WI 低信号，T_2WI 高低混杂信号

项目	肝癌 （图 6-1-1）	血管瘤 （图 6-1-2）	脓肿 （图 6-1-3）	转移瘤 （图 6-1-4）	肝内胆管 细胞癌 （图 6-1-5）	血管平滑 肌脂肪瘤 （图 6-1-6）	血管肉瘤 （图 6-1-7）	结核 肉芽肿 （图 6-1-8）
强化 特点	造影剂快进快出，病灶呈不均匀强化，表现为周边强化或弥漫性强化	渐进式强化，早期边缘结节样强化，小血管瘤早期可完全强化	边缘及分隔明显强化，呈花瓣征、靶环征	边缘环形强化，消退较快，强化均匀，内缘呈锯齿状或毛刺状	早期周边薄环状强化，静脉期及延迟期强化较明显，强化范围增大	肿瘤内血管成分动脉期中度或明显强化，门脉期及延迟期持续强化	开始周边环形、斑片状强化，延迟期持续强化	边缘部分轻至中度强化，并逐渐强化

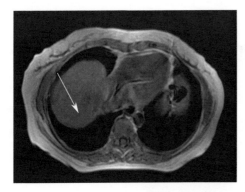

(A) 轴位T$_1$WI

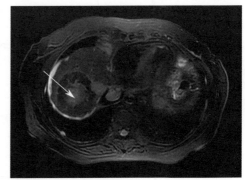

(B) 轴位T$_2$WI

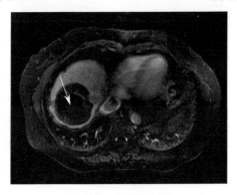

(C) 轴位T$_1$WI增强扫描

图 6-1-1　肝右叶巨块型肝癌 MRI 表现

男，46 岁，反复乏力 4 年，加重 1 个月。肝硬化、脾大。肝右叶巨块型肝癌，伴门静脉右支受侵。
肝右叶巨大肿块，T$_1$WI 稍低信号，T$_2$WI 混杂稍高信号，边界不清，增强扫描
不均匀强化，动脉期强化较明显，可见边缘强化（→），门静脉右支截断

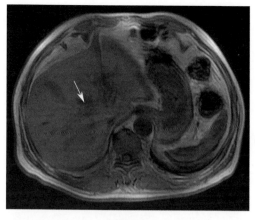

(A) 轴位T₁WI

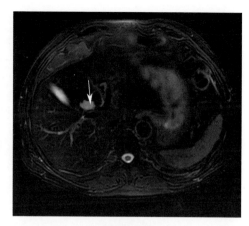

(B) 轴位T₂WI

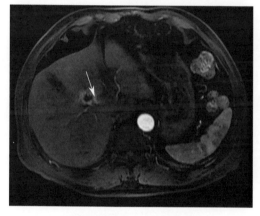

(C) 动脉期轴位T₁WI增强扫描

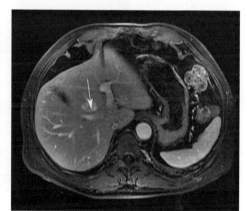

(D) 静脉期轴位T₁WI增强扫描

图 6-1-2　肝血管瘤 MRI 表现

肝 S₄ 段血管瘤。肝左内叶可见结节状长 T₁、长 T₂ 信号影，边界清楚，T₂WI"灯泡征"；
增强动脉期、静脉期显示病灶早期呈边缘结节状强化，其后强化向中间扩展（→）

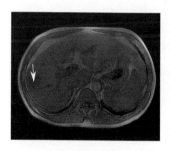

(A) 轴位T₁WI

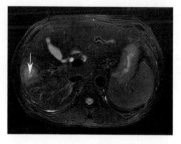

(B) 轴位T₂WI

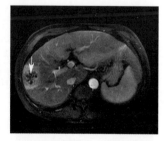

(C) 动脉期轴位T₁WI增强扫描

图 6-1-3　肝脓肿 MRI 表现

肝右叶可见类圆形长 T₁、长 T₂ 信号影，其内信号不均，边缘晕状长 T₁、长 T₂ 信号；
增强扫描显示病灶呈蜂房状改变，分隔及边缘强化（→）

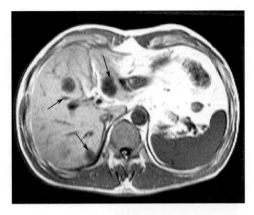

(A) 轴位T₁WI

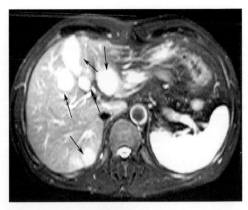

(B) 轴位T₂WI

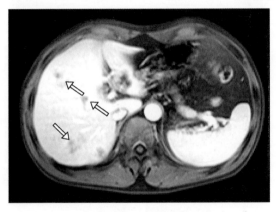

(C) 动脉期轴位T₁WI增强扫描

图 6-1-4　肝转移瘤 MRI 表现

直肠癌肝转移。T₁WI 多发低信号灶（→），T₂WI 为高信号（→），中心
信号更高，呈典型牛眼征，增强扫描环形强化（⇨）

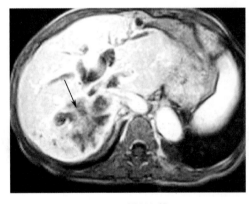

(A) T₁WI增强扫描

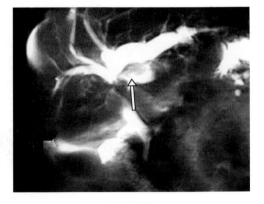

(B) MRCP

图 6-1-5　肝内胆管细胞癌 MRI 表现

肝内胆管细胞癌累及总肝管。肝右叶分叶状长 T₁ 信号肿块（→），边缘强化，外侧末梢细胆管扩张，
左侧肝内胆管也见扩张。MRCP 可见肝右叶肿物累及肝门（⇨），导致肝门部胆管狭窄梗阻

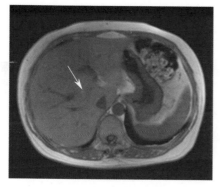

(A) 轴位同相位梯度回波T₁WI

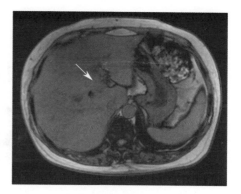

(B) 轴位反相位梯度回波T₁WI

图 6-1-6　血管平滑肌脂肪瘤 MRI 表现

轴位同相位梯度回波 T₁WI 肝右前叶肝门附近小片状结节，以 T₁ 稍高信号为主；
反相位梯度回波 T₁WI 相应病变呈低信号伪影，提示其内富含脂肪（→）

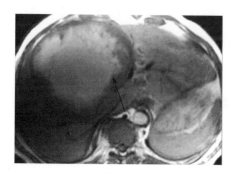

(A) 轴位 T₁WI

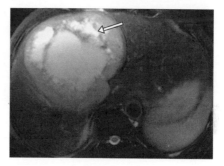

(B) 轴位 T₂WI

图 6-1-7　肝血管肉瘤 MRI 表现

T₁WI 可见肝内巨大囊实性占位（→），边缘呈稍低信号，中心可见大片高
信号出血灶，T₂WI 边缘部分呈高信号改变，中央更高信号（⇨）

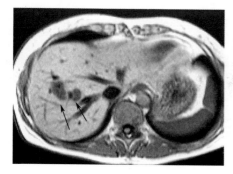

(A) 轴位 T₁WI

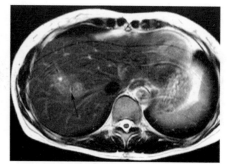

(B) 轴位 T₂WI

图 6-1-8

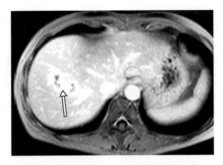

(C) 静脉期轴位 T_1WI 增强扫描

图 6-1-8　肝结核肉芽肿 MRI 表现

肝右叶类圆形长 T_1 信号灶（→），边缘较清；T_2WI 高信号（→），边缘
模糊，增强扫描边缘部分强化（⇨），静脉期强化逐渐明显

2. 肝脏实性疾病的鉴别诊断（二）

项目	肝细胞腺瘤 （图 6-1-9）	局灶性结节增生 （图 6-1-10）	纤维板层型肝癌 （图 6-1-11）	炎性假瘤 （图 6-1-8）
临床特点	青年女性多见，90% 的病例有口服避孕药史	女性多见，没有典型的临床症状	好发于中青年，AFP 多为阴性，一般无肝炎及肝硬化病史	儿童多见，主要表现为上腹部疼痛、间歇性发热伴消瘦
病灶形态	类圆形或浅分叶状，可有包膜，包膜不完整或缺失	分叶状，多数具有星芒状或不规则形中心瘢痕	分叶状，多在 10cm 以上，边界清楚，约半数病例病灶中心呈星芒状瘢痕	类圆形、椭圆形或不规则形
钙化	少见	少见	约 1/3 病例合并钙化	少见
出血、坏死、囊变	易合并出血	少见	少见	少见
信号特征	T_1WI 呈高低混杂信号，T_2WI 呈不均匀稍高信号，包膜呈低信号	T_1WI 呈等或稍低信号，T_2WI 呈等或稍高信号，中心瘢痕 T_2WI 上多数呈高信号，少数呈低信号	T_1WI 呈不均匀低信号，T_2WI 呈混杂高信号，中心瘢痕 T_1WI 和 T_2WI 上均呈低信号	T_1WI 呈稍低信号或等信号，T_2WI 呈等信号或略高信号，内可见小点片状或索条状纤维组织样混杂信号
强化特点	动脉期强化，强化程度较肝局灶性结节增生（FNH）弱	病灶快速明显强化，中心瘢痕早期强化差，延迟期强化明显，呈渐进性强化；少数瘢痕早期有强化	肿瘤弥漫性强化，强化程度较 FNH 低，中心瘢痕无强化	动脉期无明显强化，门脉期及延迟期可均匀强化或周边轻至中度边缘强化

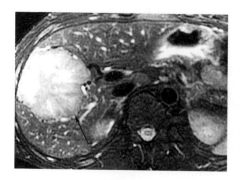

(A) 轴位 T₂WI

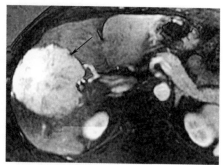

(B) 动脉期轴位 T₁WI 增强扫描

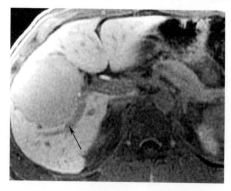

(C) 延迟期轴位 T₁WI 增强扫描

图 6-1-9　肝细胞腺瘤合并出血 MRI 表现

肝右叶椭圆形混杂信号肿块影（→），大部分呈长 T₂ 信号，其内信号混杂；动脉期肿瘤迅速明显强化，延迟期强化程度明显减低

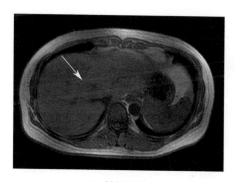

(A) 轴位T₁WI

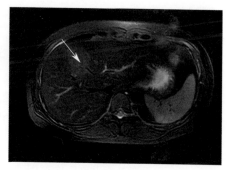

(B) 轴位T₂WI

图 6-1-10

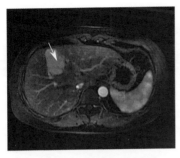
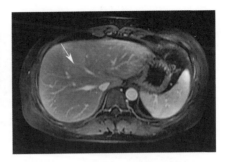

(C) 轴位T₁WI动脉期增强扫描　　　(D) 轴位T₁WI延迟期增强扫描

图 6-1-10　肝局灶性结节增生 MRI 表现

肝右前叶上段、左内叶团块影，呈稍长 T₁、稍长 T₂ 信号影。动脉期明显不均匀强化，
之后逐渐信号减低，延迟期可见中心斑点状、星芒状强化（→）

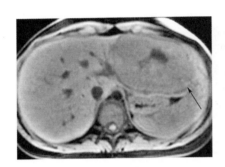
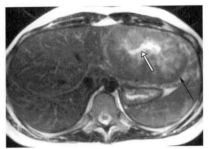

(A) 轴位 T₁WI　　　　　　　　　(B) 轴位 T₂WI

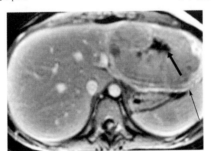

(C) 延迟期轴位 T₁WI 增强扫描

图 6-1-11　纤维板层型肝癌 MRI 表现

肝左叶巨大椭圆形等信号团块（→），边缘清晰，可见星芒状长
T₁、长 T₂ 信号中央瘢痕（⇨）。增强扫描肿瘤弥漫性强化，
强化程度较 FNH 低，中心瘢痕无强化（➡）

3. 肝脏囊性疾病的鉴别诊断

项目	肝囊肿 (图 6-1-12)	多囊肝 (图 6-1-13)	Caroli 病 (图 6-1-14)	包虫病 (图 6-1-15)	胆管囊腺瘤 (图 6-1-16)	胆管囊腺癌 (图 6-1-17)
临床 特点	多无症状	常合并多囊脾、多囊肾	常合并胆管炎和肝脓肿	畜牧地区多见,病程长	腹胀、胃部不适,腹疼	上腹胀痛
好发 年龄	成人多见	先天性病变	先天性病变	20~40 岁	50 岁女性多见	50 岁女性多见
病灶 形态	类圆形,多发常见	大小不等,一般小于 1.5cm,病灶相互融合,弥漫分布	肝内胆管呈串珠样或多囊状,向肝门部集中	类圆形或分叶状,可见分隔,周围可见卫星灶	多房囊肿多见,直径 2~25cm,可见分隔和壁结节,边界较清楚	单房囊肿多见,可见分隔和囊内乳头状结构,实性部分较多,囊壁厚薄不均
钙化	囊壁很少钙化	少见	扩张胆管内可见结石	50%囊壁钙化	间隔可钙化	少见
信号 特征	T_1WI 呈低信号,T_2WI 呈高信号	T_1WI 呈稍低信号,T_2WI 呈高信号	扩张胆管囊肿与正常胆管相通,呈长 T_1、长 T_2 信号	T_1WI 呈混杂低信号,T_2WI 呈混杂高信号	囊性部分呈长 T_1、长 T_2 信号	囊壁、分隔及乳头 T_1WI 呈稍低信号,T_2WI 呈稍高信号
强化 特点	无强化	多数无强化,少数边缘强化	无强化	囊壁和分隔强化,呈水上浮莲征	包膜、囊壁结节和间隔强化	囊壁和分隔可强化,实性部分中等强化

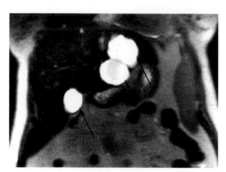

(A) 冠状位 T_2WI

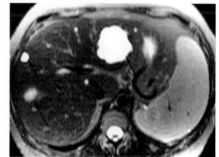

(B) 轴位 T_2WI

图 6-1-12

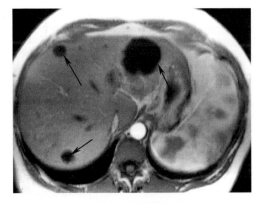

(C) 轴位 T$_1$WI 增强扫描

图 6-1-12　肝囊肿 MRI 表现

肝内多发囊性信号灶（→），T$_1$WI 呈低信号改变，T$_2$WI 呈高信号改变，
肝左叶病变较大，呈分叶状，边缘清楚，增强扫描未见强化

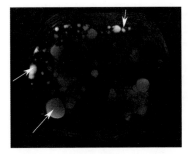

轴位T$_2$WI

图 6-1-13　多囊肝 MRI 表现

轴位 T$_2$WI 可见肝内弥散性分布大小
不等长 T$_2$ 囊性信号灶，同时双肾内
亦可见多发囊性病灶（→）

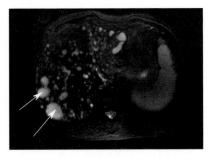

轴位T$_2$WI

图 6-1-14　Caroli 病 MRI 表现

肝内胆管扩张，肝内弥漫大小不等类圆形
长 T$_2$ 信号影，扩张的肝内胆管与正常
胆管相通，呈长 T$_1$、长 T$_2$ 信号（→）

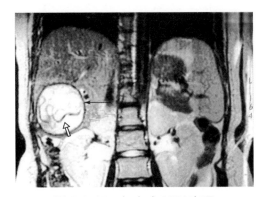

图 6-1-15　包虫病 MRI 表现

冠状位 T$_2$WI 可见肝右下叶类圆形囊性信号灶，呈混杂信号改变，囊壁呈低信号，
提示钙化（→），囊内可见分隔及条索影（⇨）

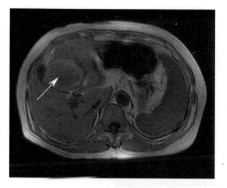

(A) 轴位T₁WI

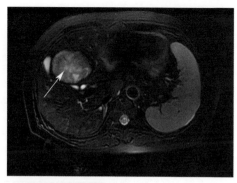

(B) 轴位T₂WI

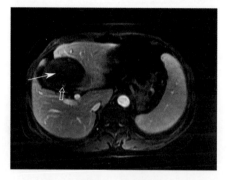

(C) 轴位T₁WI增强扫描

图 6-1-16　胆管囊腺瘤 MRI 表现
肝左叶可见囊实性病变，呈类圆形长 T₁、混杂 T₂ 信号改变，边界清楚（→）。
增强扫描可见结节样强化灶（⇨）

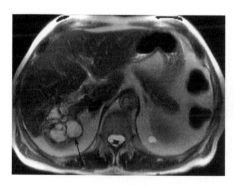

(A) 轴位 T₂WI

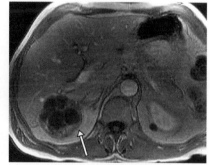

(B) 轴位 T₁WI增强扫描

图 6-1-17　胆管囊腺癌 MRI 表现
肝右叶可见单房囊肿性病变（→），呈长 T₂ 信号改变，其内可见分隔结构，实性部分较多，
囊壁厚薄不均，增强扫描囊壁和分隔可见强化（⇨）

4. 肝脏结节样疾病的鉴别诊断

项目	小血管瘤 （图 6-1-18）	肝硬化再生结节 （图 6-1-19）	不典型增生结节 （图 6-1-20）	小肝癌 （图 6-1-21）
大小	≤4cm	<1cm	≥1cm	≤3cm
包膜	无	无	无	有
MRI信号特点	T_1WI 低信号，T_2WI 显著高信号，呈灯泡征	T_1WI 呈等或高信号，T_2WI 呈低或等信号	T_1WI 呈高或等信号，T_2WI 呈低或等信号	T_1WI 呈低或稍低信号，T_2WI 呈等或稍高信号
强化特点	动脉期可完全强化，门脉期及延迟期仍强化	动脉期无强化，门脉期与肝实质强化程度相同	部分动脉期可强化，门脉期与肝实质强化程度相同	动脉期明显强化，门脉期呈低信号，呈快进快出特点

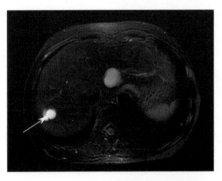

(A) 轴位T₂WI

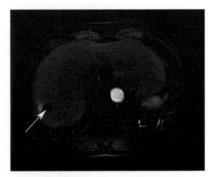

(B) 轴位T₁WI动脉期增强扫描

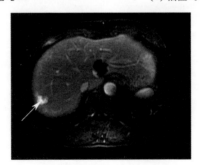

(C) 轴位T₁WI延迟期增强扫描

图 6-1-18　肝小血管瘤 MRI 表现

轴位 T_2WI 肝右叶小圆形病灶，显著高信号，呈 "灯泡征" 改变。
增强扫描可见逐渐填充式强化 （→）

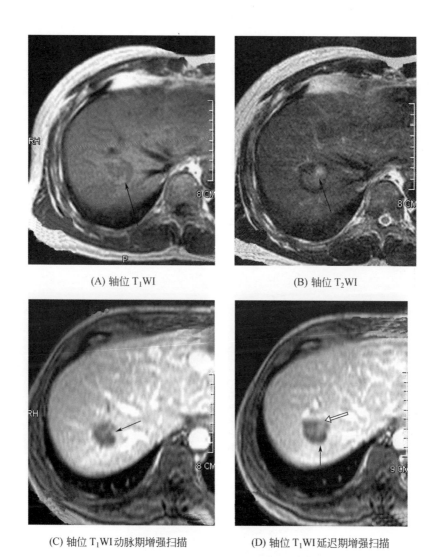

(A) 轴位 T₁WI

(B) 轴位 T₂WI

(C) 轴位 T₁WI动脉期增强扫描

(D) 轴位 T₁WI延迟期增强扫描

图 6-1-19 肝硬化再生结节癌变 MRI 表现

肝脏 S8 段结节（→），T₁WI 低信号混杂高信号，T₂WI 结节周边为
低信号，中心小片状高信号，增强扫描中心小片状强化（⇨）

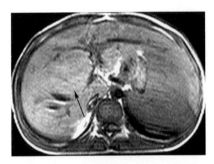
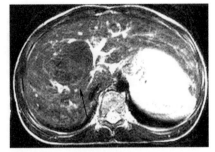

(A) 轴位 T$_1$WI

(B) 轴位 T$_2$WI

图 6-1-20　肝不典型增生结节 MRI 表现

男患者，11 岁，病理证实低级巨大异型性增生结节。肝右叶前段巨大结节（→），T$_1$WI 呈等信号，与周围肝组织分界不清，T$_2$WI 呈稍低信号

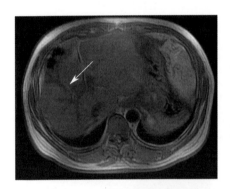
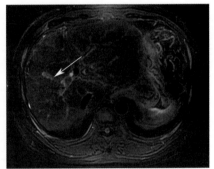

(A) 轴位 T$_1$WI

(B) 轴位 T$_2$WI

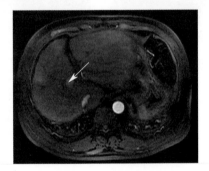

(C) 轴位 T$_1$WI 动脉期增强扫描

图 6-1-21　小肝癌 MRI 表现

肝左内叶可见小圆形信号灶，T$_1$ 呈低信号，T$_2$ 呈低信号，增强扫描动脉期明显强化（→）

5. 小儿肝脏肿瘤的鉴别诊断

项目	肝癌 (图 6-1-22)	肝血管内 皮细胞瘤 (图 6-1-23)	肝母细胞瘤 (图 6-1-24)	肝间叶性 错构瘤 (图 6-1-25)	未分化胚胎 性肉瘤 (图 6-1-26)
临床 特点	5 岁以上儿童 多见,AFP 升高	6 个月内婴儿 多见,20%~45% 伴皮肤血管瘤, AFP 正常或轻度 升高	90% 见于 3 岁 以下,1/5 的病人 AFP 及人绒毛膜 促性腺激素(HCG) 升高	2 岁左右好发, 肿块呈进行性生 长,AFP 阴性	6~10 岁儿童多 见,AFP 阴性
病灶 形态	结节型或巨 块型	单发或多发,类 圆形或分叶状	巨大单发或多 结节融合	巨大,囊实性, 囊性为主	单发,巨大,10~ 25cm
出血、坏 死、囊变	可见	40%可见	可见	囊变为主	常见
钙化	少见	可见	可见	无	无
信号 特征	T_1WI 呈稍低 信号,T_2WI 呈稍 高信号,可见低信 号假包膜	T_1WI 呈低信 号,T_2WI 呈高信 号,偶尔内可见血 管流空信号	T_1WI 呈稍低 信号,内可见斑片 状高信号出血, T_2WI 呈稍高信 号,内可见低信号 纤维索条影	T_1WI 呈均匀 低信号,T_2WI 呈 均匀高信号,病灶 内可见低信号分 隔,有时呈囊中囊 现象	T_1WI 呈显著低信 号,内可见斑片状高 信号出血灶,T_2WI 呈稍高信号,囊变区 明显高信号
强化 特点	快进快出强化 特点	渐进性强化 特点	多数边缘强化	病灶实性部分 可强化	不均匀强化,延迟 期强化明显

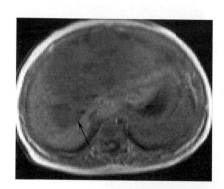

(A) 轴位 T_1WI

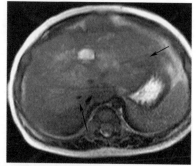

(B) 轴位 T_2WI

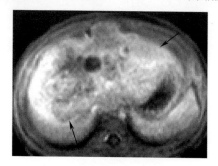

(C) 轴位 T_1WI增强扫描

图 6-1-22 肝癌 MRI 表现

肝右叶、左叶巨大肿块(→),呈分叶状,T_1WI 稍低信号,T_2WI 混杂稍高信号,边界不清,其内可见圆形液化、坏死区,增强扫描肿瘤不均匀强化,其内液化、坏死区未见强化

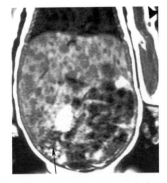
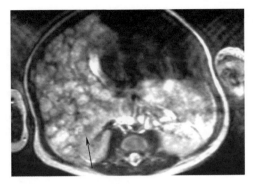

(A) 冠状位 T₁WI   (B) 轴位 T₂WI

图 6-1-23　肝血管内皮细胞瘤 MRI 表现

肝内多发小圆形长 T_1、长 T_2 信号灶（→），边界模糊，大小不等。T_2WI 可见细小血管流空信号

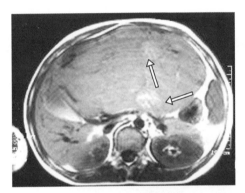
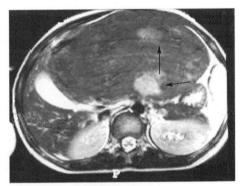

(A) 轴位 T₁WI   (B) 轴位 T₂WI

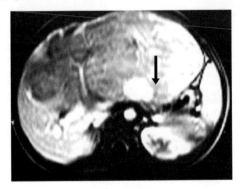

(C) 轴位 T₁WI增强扫描

图 6-1-24　肝母细胞瘤 MRI 表现

肝左叶巨块型软组织肿块影（→），T_1WI 呈稍低信号，内可见斑片状高信号出血（⇨），
T_2WI 呈稍高信号，内可见低信号纤维索条影，增强扫描肿瘤边缘强化（➡）

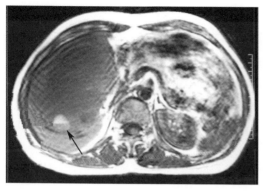

| (A) 轴位 T₁WI | (B) 轴位 T₂WI |

图 6-1-25　肝间叶性错构瘤 MRI 表现

肝右叶极大囊实性占位，以囊性病变为主，T₁WI 呈均匀低信号，内可见高信号出血灶及液-液平面（→）；
T₂WI 呈高信号，病灶内可见低信号分隔，呈"囊中囊"现象（⇨）

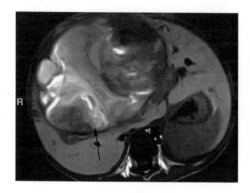
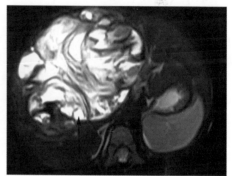

| (A) 轴位 T₁WI | (B) 轴位 T₂WI |

图 6-1-26　未分化胚胎性肉瘤 MRI 表现

肝右叶可见巨大肿块影（→），T₁WI 信号混杂，其内可见斑片状高信号出血灶，T₂WI 高信号，
囊变区明显高信号，囊壁及间隔呈等、低信号

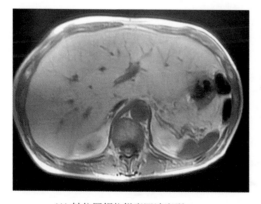
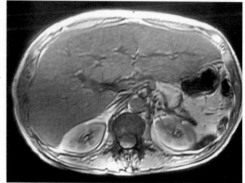

| (A) 轴位同相位梯度回波序列 T₁WI | (B) 轴位反相位梯度回波序列 T₁WI |

图 6-1-27　脂肪肝 MRI 表现

肝体积增大，表面光滑，各叶比例正常，与同相位相比反相位肝实质
信号具有显著差异，同相位信号均匀增高；反相位弥漫性减低

6. 肝弥漫性疾病的鉴别诊断

项目	脂肪肝 (图 6-1-27)	肝硬化 (图 6-1-28)	弥漫性肝癌 (图 6-1-29)	弥漫性转移瘤 (图 6-1-30)	白血病	结节病 (图 6-1-31)	肝豆状核变性 (图 6-1-32)	肝血色素沉积症 (图 6-1-33)
临床特点	多见于肥胖病人或过量饮酒者,临床表现为肝区不适、胀痛	常继发腹水、脾大,一般有肝炎病史	常合并肝硬化、肝炎、血色病	中老年人多见,原发灶多位于胃肠道	常累及肝脏、脾脏、淋巴结	多器官受累,可累及胸部、皮下组织、黏膜、淋巴结、骨骼	儿童和青年多见,角膜边缘可见 K-F 环,多合并肝硬化	40～60 岁多见,临床表现为皮肤色素沉着、关节病、糖尿病
肝脏或病灶形态	肝体积增大,左右叶比例正常	肝左右叶比例失调,肝表面凹凸不平	肝内可见弥漫分布的细小癌结节	多发类圆形病灶,边界不清	肝脏轻至中度肿大,肝内可见多发大小不等结节	多发小结节,直径一般小于 1cm	肝脏形态变化同肝硬化	肝大,可合并肝硬化,内见多发小结节改变
信号特征	T_1WI 信号变化不大,T_2WI 信号可稍增高,STIR 信号减低	多发再生结节,数毫米至 4cm 不等,T_1WI 呈稍高信号,T_2WI 呈低信号	癌结节 T_1WI 呈稍低信号,T_2WI 呈稍高信号,门静脉多受侵	T_1WI 稍低信号,T_2WI 稍高信号,中心坏死时呈长 T_2 信号,形成"牛眼征"	肝内结节呈稍长 T_1、稍长 T_2 信号,中心有坏死	T_1WI、T_2WI 均呈低信号,偶见结节或整个肝脏信号升高,T_2WI 上信号高于脾脏	T_1WI、T_2WI 信号变化不明显	T_1WI、T_2WI 信号均降低,后者降低明显,各个序列上信号均低于骨骼肌
强化特点	无明显强化,血管无移位及受侵	肝再生结节强化程度稍低于肝实质	不均匀强化,强化方式呈快进快出型	不同程度环形强化	增强时环形强化	延迟期有轻微强化	无明显强化	无明显强化

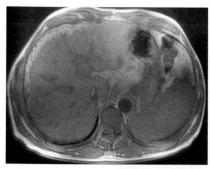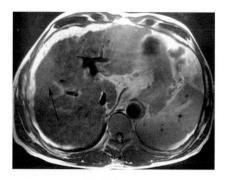

(A) 轴位 T₁WI   (B) 轴位 T₂WI

图 6-1-28　肝硬化 MRI 表现

肝体积缩小，各叶比例失调，以肝右叶缩小为著，
表面欠光滑，肝实质信号不均匀（→）

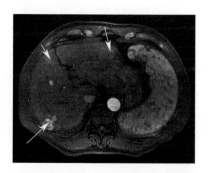

图 6-1-29　弥漫性肝癌 MRI 表现

轴位 T₁WI 动脉期增强扫描肝各叶比例失调，表面不光滑，肝实质内多发粟粒状
小结节，增强扫描动脉期呈明显强化（→），提示肝硬化伴弥漫性肝癌

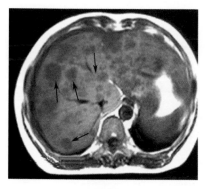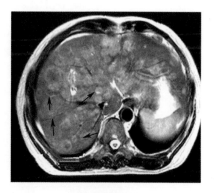

(A) 轴位 T₁WI   (B) 轴位 T₂WI

图 6-1-30

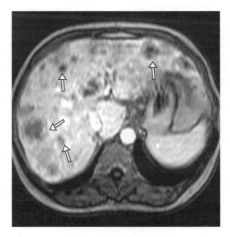

(C) 轴位 T₁WI增强扫描

图 6-1-30　弥漫性转移瘤 MRI 表现

肝内多发类圆形病灶（→），边界不清，T₁WI 稍低信号，T₂WI 稍高信号，
呈多发环形高信号改变。增强扫描多发环形强化（⇨）

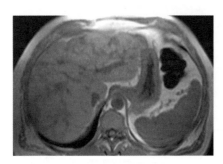

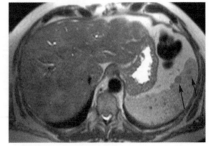

(A) 轴位 T₁WI　　　　　　　　　(B) 轴位 T₂WI

图 6-1-31　结节病 MRI 表现

T₁WI 多发低信号灶，T₂WI 多发稍高信号结节影，整个肝脏信号略升高，脾脏内多发低信号小结节影（→）

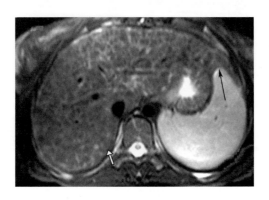

图 6-1-32　肝豆状核变性 MRI 表现

轴位 T₂WI 可见肝左右叶比例失调，左叶肥大（→），肝内多发网格状高信号，
可见多发再生结节影（⇨），T₂WI 呈低信号

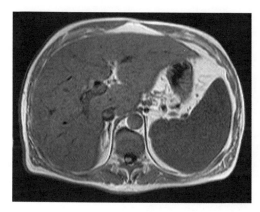
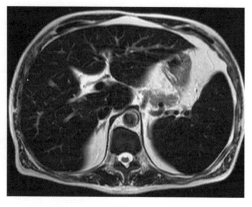

(A) 轴位 T₁WI   (B) 轴位 T₂WI

图 6-1-33　肝血色素沉积症 MRI 表现

血色素病，肝、脾铁沉积。肝、脾增大，肝、脾信号减低，以 T₂WI 为著

7. 胆囊疾病的鉴别诊断

项目	胆囊炎 （图 6-1-34）	胆囊息肉 （图 6-1-35）	胆囊腺肌症 （图 6-1-36）	胆囊癌 （图 6-1-37）
临床特点	急性期表现为右上腹疼痛	分胆固醇息肉和炎性息肉，前者多见	女性多见，病因不明	好发于 60 岁以上，常合并慢性胆囊炎、胆囊结石
病灶形态	急性期胆囊增大，壁增厚，大于 3mm，多数病人可见胆囊管内结石嵌顿；慢性期胆囊缩小，囊壁增厚	常多发，胆固醇息肉大小为 2～4mm，常有蒂与黏膜相连，炎性息肉大小为 5～8mm	胆囊底部多见，分弥漫型、节段型和限局型，壁增厚 3～5 倍，内可见多发憩室，有时胆囊内可见横行分隔	胆囊壁弥漫性或限局性增厚，厚度一般超过 1cm 或息肉样肿块大于 2cm，广基底与胆囊壁相连，可侵犯肝门、胰腺
信号特征	增厚的胆囊壁呈长 T₁、长 T₂ 信号，胆囊周围可见长 T₂ 信号水肿带	息肉 T₁WI 呈低信号，T₂WI 呈高信号	增厚的胆囊壁信号与正常胆囊壁相似	T₁WI 不均匀低信号，T₂WI 不均匀高信号，高于肝实质
强化特点	急性期胆囊壁明显强化；慢性期胆囊壁轻度强化	强化明显	与胆囊壁强化一致	强化明显，早期实质成分强化，晚期纤维成分强化
备注	—	超声为首选方法	超声为首选方法	—

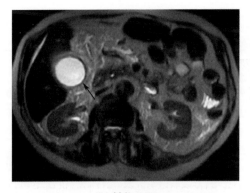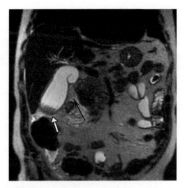

(A) 轴位 T$_2$WI　　　　　　　　　　(B) 冠状位 T$_2$WI

图 6-1-34　急性胆囊炎 MRI 表现

胆囊增大（→），壁增厚，大于 3mm，胆囊底部可见 T$_2$WI 低信号泥沙样结石影（⇨）

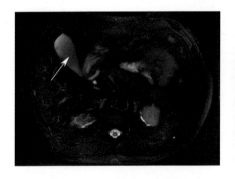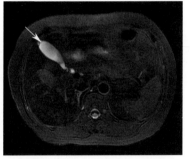

图 6-1-35　胆囊息肉 MRI 表现　　**图 6-1-36　胆囊腺肌症 MRI 表现**

轴位 T$_2$WI 胆囊壁可见小结节状软组织信号灶，　　轴位压脂 T$_2$WI 可见胆囊底部
T$_2$ 呈稍高信号，向囊内突出（→）　　　　　局限性小结节状凸起（→）

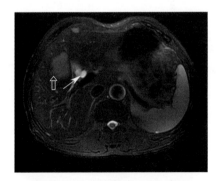

图 6-1-37　胆囊癌 MRI 表现

轴位 T$_2$WI 可见胆囊内长 T$_2$ 信号改变（→），相邻肝左叶可见长 T$_2$ 信号（⇨），胆囊癌伴肝脏转移

8. 胆管疾病的鉴别诊断

项目	慢性胆管炎 (图 6-1-38)	胆管结石 (图 6-1-39)	胆管癌 (图 6-1-40)	转移性胆管癌 (图 6-1-41)
临床特点	由急性胆管炎反复发作形成或一开始就为慢性,常合并胆管结石	结石常嵌顿于胆总管下段,引起梗阻性黄疸	60 岁以上、男性多见,进行性黄疸、皮肤瘙痒	胆管外恶性肿瘤转移侵犯胆管,原发灶可为肝癌、结肠癌、胃癌、胆囊癌、胰腺癌等
病灶形态	胆管壁增厚,可呈跳跃性,胆管狭窄,一般无截断,狭窄近段扩张	结石类圆形或铸型管状,邻近胆管壁增厚,十二指肠乳头肥大,近段胆管扩张	管壁局限偏心性增厚或软组织肿块,增厚常大于 5mm,梗阻以上胆管扩张	狭窄段多呈弧形、跳跃性、粗细不均;胆管内癌栓表现为多种类型充盈缺损
信号特征	胆管壁不光滑、增厚,信号无特异性改变	T_1WI 和 T_2WI 均是极低信号或无信号,MRCP 能很好地显示结石部位	T_1WI 较肝实质信号稍低,T_2WI 稍高,磁共振胰胆管造影(MRCP)能较好地显示狭窄部位	周围肿大淋巴结呈稍长 T_1、稍长 T_2 信号
强化特点	增厚胆管壁明显强化	无强化	明显强化	轻度强化
备注	—	金标准为内镜逆行性胰胆管造影(ERCP)	—	—

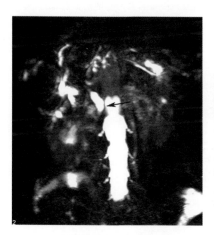

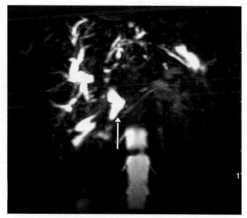

(A)冠状位 MRCP　　　　　　　　(B)复查冠状位 MRCP

图 6-1-38　慢性胆管炎 MRI 表现

肝内肝管普遍轻度扩张,胆总管稍扩张,左右肝管汇合部未显示,至胆总管远端狭窄 (→)。胆囊未显示。2 个月后复查,肝内肝管扩张较前相似,汇合部胆管及肝总管狭窄。胆总管较前稍宽 (⇨)。胆囊未见显影

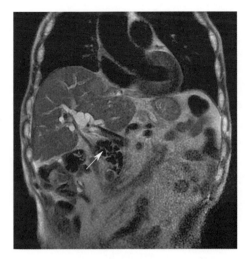
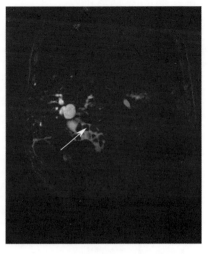

(A) 冠状位T₂WI (B) MRCP

图 6-1-39　胆管结石 MRI 表现

左右肝管及胆总管扩张，腔内可见多发结节状低信号（→）。诊断：胆总管多发结石；肝内胆管结石

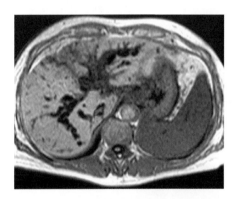
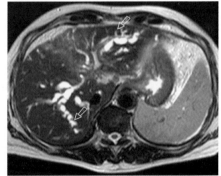

(A) 轴位 T₁WI (B) 轴位 T₂WI

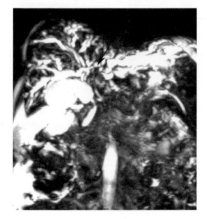

(C) MRCP

图 6-1-40　肝门部胆管癌 MRI 表现

肝门部可见稍长 T₁、稍长 T₂ 占位，边界不清，边缘不规则，左右肝管呈树枝状扩张（⇨）。
胆总管无扩张，胆囊饱满。MRCP 可见左右肝管汇合部胆管截断（→），肝总管显示不清，
胆总管下端显影，无扩张。胰管未见扩张

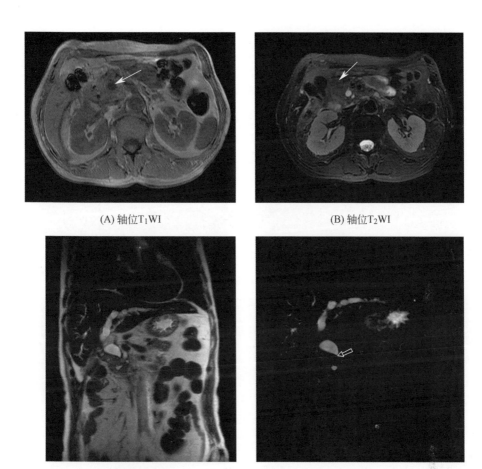

(A) 轴位T$_1$WI   (B) 轴位T$_2$WI

(C) 冠状位T$_2$WI   (D) MRCP

图 6-1-41　转移性胆管癌 MRI 表现

胰腺癌，低位胆道梗阻。胰头肿块，长 T$_1$、稍长 T$_2$ 信号（→），胰管扩张。MRCP 显示肝内外胆管扩张，胆总管胰头段管腔狭窄，呈鸟嘴样改变（⇨）

9. 脾疾病的鉴别诊断

项目	囊肿 （图 6-1-42）	脓肿 （图 6-1-43）	淋巴瘤 （图 6-1-44）	血管瘤 （图 6-1-45）	转移瘤 （图 6-1-46）	囊性淋 巴管瘤 （图 6-1-47）
临床特点	常由外伤引起或先天存在	败血症症状，寒战、高热、恶心等	恶心、食欲不振，脾中度增大	无特殊症状	常合并肝转移，有原发灶	少见，多左上腹不适及疼痛
病灶形态	类圆形或多房分隔，边界清楚	单发或多发囊性病变	结节状或弥漫性，边界不清	类圆形或分叶状，边界清楚	多发结节，边界不清	类圆形，内见分隔，边缘光滑
出血、坏死、囊变	囊性，出血少见	均可	可合并出血、坏死	可合并出血、坏死、纤维化	可坏死	囊性

项目	囊肿 （图 6-1-42）	脓肿 （图 6-1-43）	淋巴瘤 （图 6-1-44）	血管瘤 （图 6-1-45）	转移瘤 （图 6-1-46）	囊性淋 巴管瘤 （图 6-1-47）
信号特征	T_1WI 低信号，T_2WI 高信号，出血时T_1WI 信号增高	脓肿壁呈稍长 T_1、长 T_2 信号，信号不均，周围可见水肿信号，边界不清	T_1WI 稍低信号，T_2WI 稍高信号，与脾相近	T_1WI 低信号，T_2WI 高信号，大血管瘤信号不均	一般信号与正常脾实质信号相似，平扫很难发现	T_1WI 不均匀等低信号，T_2WI 不均匀高信号
强化特点	无强化	脓肿壁环形强化，壁薄厚不均	弥漫型不均匀强化，结节型强化程度略低于脾	早期环形强化，渐进式强化，中心瘢痕则无强化	强化程度较脾脏弱，边缘不规则强化	边缘及间隔轻度强化

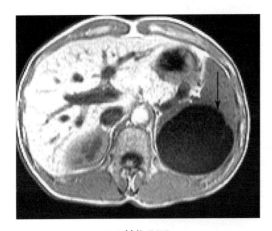

(A) 轴位 T_1WI

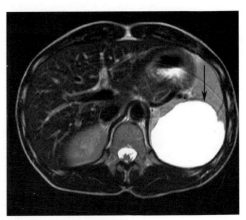

(B) 轴位 T_2WI

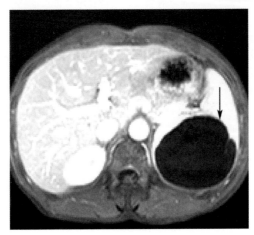

(C) 轴位 T_1WI 增强扫描

图 6-1-42　囊肿 MRI 表现

脾增大，脾下极囊性占位（→），呈长 T_1、长 T_2 信号，信号较均匀，边界清晰，内可见分隔。脾门血管、胰尾上移，左肾受压。增强检查上述病变包膜及分隔可见强化，内部未见强化

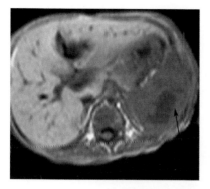
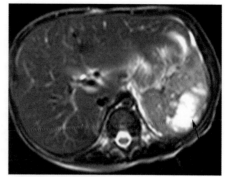

(A) 轴位 T₁WI　　　　　　　　　　(B) 轴位 T₂WI

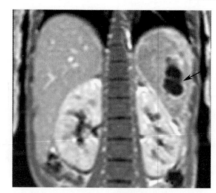

(C) 冠状位T₁WI增强扫描

图 6-1-43　脓肿 MRI 表现

男患儿，1 岁。脾脓肿伴周围渗出。脾脏增大，其内可见一不规则形病灶（→），

边界较模糊，大小约 2.8cm×1.8cm，T₁WI 呈稍低信号，T₂WI

呈高信号，周围还有数个相似病灶，脾脏周围可见 T₂WI 高信号

带围绕。增强扫描脾脏内病灶边缘呈环形强化，内部无强化，可见分隔

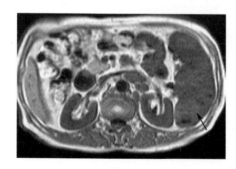
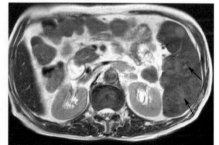

(A) 轴位 T₁WI　　　　　　　　　　(B) 轴位 T₂WI

图 6-1-44

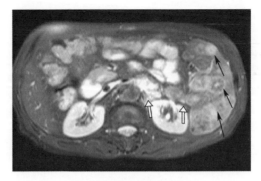

(C) 轴位压脂序列 T₂WI

图 6-1-44　淋巴瘤 MRI 表现

脾大，内见多个结节（→），T₁WI 上呈稍低信号，T₂WI 上呈混杂高信号。
左侧肾静脉周围腹膜后多个肿大淋巴结（⇨）

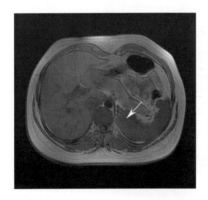

(A) 轴位T₁WI

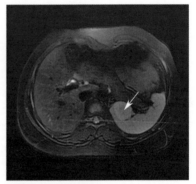

(B) 轴位T₂WI

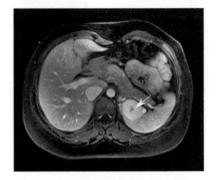

(C) 轴位T₁WI增强扫描

图 6-1-45　脾脏海绵状血管瘤 MRI 表现

女，14 岁，偶然发现脾脏占位。脾脏内侧实质内类圆形病灶，长 T₁、长 T₂ 信号，
边界清晰，增强扫描延迟期略高于脾实质（→）

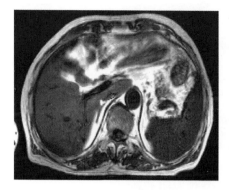

(A) 轴位T₁WI

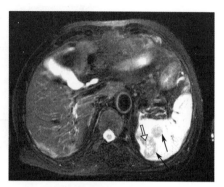

(B) 轴位压脂序列T₂WI

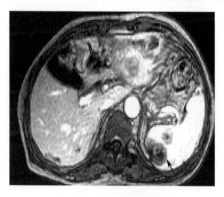

(C) 轴位 T₁WI 增强扫描

图 6-1-46　多发转移瘤 MRI 表现

脾脏增大，T₂WI脾内可见多个结节状稍低信号影（→），中心为
高信号（⇨），T₁WI呈等信号，增强扫描静脉期边缘轻度强化

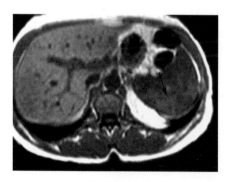

(A) 轴位 T₁WI

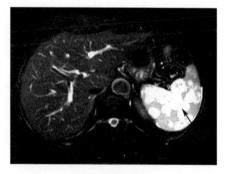

(B) 轴位压脂序列T₂WI

图 6-1-47

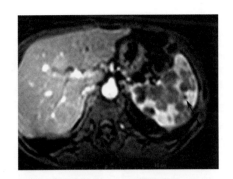

(C) 轴位 T_1WI 增强扫描

图 6-1-47 囊性淋巴管瘤 MRI 表现

脾脏内多发小圆形长 T_1、长 T_2 信号灶（→），其内信号不均，动脉期增强扫描囊性低
密度灶边缘及间隔轻度强化

10. 胰腺实性疾病的鉴别诊断

项目	肿块型胰腺炎 (图 6-1-48)	胰腺癌 (图 6-1-41)	胰岛细胞瘤 (图 6-1-49)
临床特点	可合并假性囊肿	40～80 岁多见，出现症状多数为晚期	胰岛细胞瘤最常见，40～60岁多见，表现为低血糖
好发部位	胰头	胰头	胰腺体尾部
病灶形态	胰头增大，边缘光滑，无分叶	类圆形肿块,远端胰腺萎缩	单发或多发类圆形,直径为1～4cm
出血、坏死、钙化	内可见斑片状钙化	大于 5cm 者常坏死	较大者可合并出血、坏死
胰管扩张	无	有	少见
信号特征	T_1WI 和 T_2WI 均呈不均匀低信号	T_1WI 稍低或等信号,T_2WI混杂或稍高信号	T_1WI 类圆形低信号,T_2WI高或等信号
强化特点	强化趋势与正常胰腺实质相似	早期强化程度低于胰腺实质或周围轻度强化	动脉期明显均匀强化或环形强化,高于胰腺实质

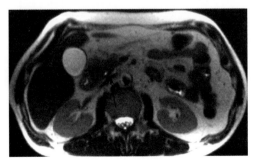

图 6-1-48 肿块型胰腺炎 MRI 表现

轴位 T_2WI 胰头钩突部不规则肿块影（→），边界模糊，
与十二指肠肠壁分界不清，T_2WI 呈低信号

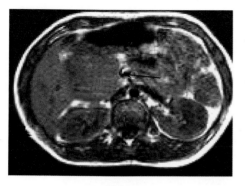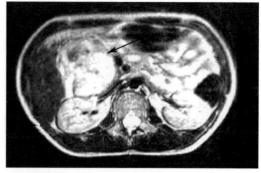

(A) 轴位 T₁WI   (B) 轴位 T₂WI

图 6-1-49   胰岛细胞瘤 MRI 表现

男患者，14 岁。病理证实为无功能胰岛细胞瘤。胰头部位较大肿块（→），T_1WI 为低信号，
T_2WI 为较高信号，但信号不均匀，其内有出血

11. 胰腺囊性疾病的鉴别诊断

项目	假性囊肿 （图 6-1-50）	浆液性 囊腺瘤 （图 6-1-51）	黏液性 囊腺瘤 （图 6-1-52）	黏液性 囊腺癌 （图 6-1-53）	导管内乳头状 黏液性肿瘤 （图 6-1-54）
临床特点	常有胰腺炎病史	中年人多见	中年女性多见	中年女性多见	多有胰腺炎反复发作病史
好发部位	2/3 位于胰腺内	体尾部	体尾部	体尾部	主胰管及主要分支
病灶形态	单房孤立性或多房蜂窝状，大小数毫米至 20cm 不等，囊壁厚薄不均	单房、多房或分叶状，囊腔多小于 2cm，壁薄，2～25cm，33% 中央可见瘢痕	单房或多房囊性，囊腔直径多大于 2cm，实性部分较少，囊壁及间隔较规则，直径 2～20cm	分叶状囊实性肿块，实性部分较多，囊壁及间隔不规则增厚，边界不清	主胰管弥漫囊状扩张或胰头钩突部多房囊性肿块，内可见壁结节和黏液栓
出血	可有	无	可有	可有	无
钙化	囊壁可钙化	中心瘢痕内可见放射状钙化	囊壁或囊内钙化	囊壁或囊内钙化	无
胰管扩张	可有	无	无	无	主胰管或分支均可扩张
信号特征	长 T_1、长 T_2 信号，合并出血或感染时 T_1WI 呈高信号	T_1WI 低信号，T_2WI 似蜂窝状高信号	T_1WI 偏低信号，出血时为高信号，T_2WI 高信号	T_1WI 偏低信号，出血时为高信号，T_2WI 混杂高信号	MRCP 及 ERCP 显示病变与主胰管相通
强化特点	包膜早期明显强化	实性部分和间隔强化，中心瘢痕延迟强化	实性部分、囊壁、间隔明显强化	实性部分、囊壁、间隔明显强化	壁结节强化
备注	—	—	—	—	EPCP 为金标准

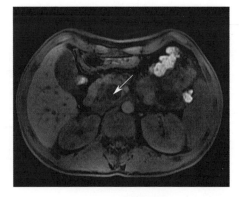
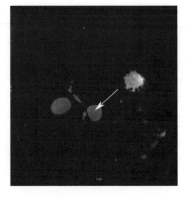

(A) 轴位T₁WI增强扫描   (B) MRCP

图 6-1-50　假性囊肿 MRI 表现

轴位 T₁WI 增强扫描可见胰头钩突部类圆形囊性信号灶，MRCP 显示呈长 T₂ 信号改变（→）

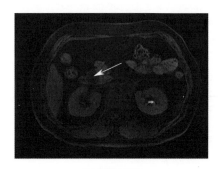
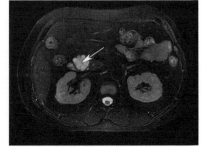

(A) 轴位T₁WI   (B) 轴位T₂WI

图 6-1-51　浆液性囊腺瘤 MRI 表现

胰头部可见囊性信号灶，呈长 T₁、长 T₂ 信号改变，呈多房性改变，其内可见多个小囊，

具有典型的中央瘢痕征象（→）

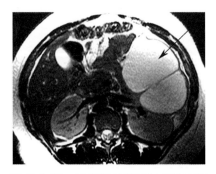

图 6-1-52　黏液性囊腺瘤 MRI 表现

轴位 T₂WI 可见胰尾部巨大囊性病变，呈长 T₂ 信号改变，囊壁光滑无结节，

其内可见薄壁纤维分隔（→）

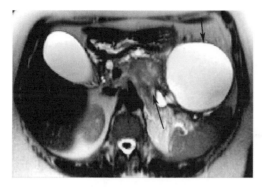 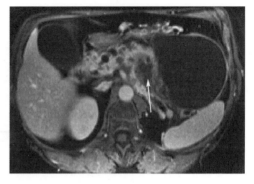

(A) 轴位 T_2WI (B) 轴位 T_1WI 增强扫描

图 6-1-53　黏液性囊腺癌 MRI 表现

胰体尾部可见囊实性肿块影（→），较大囊腔周围实性部分较多，呈混杂信号改变，
边界不清，增强扫描实性部分及囊壁不规则强化

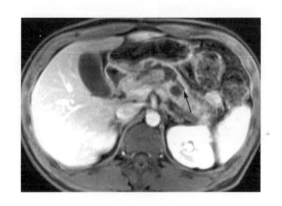

图 6-1-54　导管内乳头状黏液性肿瘤 MRI 表现

轴位压脂序列 T_1WI 增强扫描可见主胰管不均匀囊性扩张，胰体部囊性肿块影及囊性肿块
与扩张胰管间的实性结节（→）

12. 胃疾病的鉴别诊断

项目	胃癌 （图 6-1-55）	平滑肌瘤	间质瘤 （图 6-1-56）	淋巴瘤 （图 6-1-57）
好发部位	胃窦部小弯侧	胃窦部、胃体部	胃体部	胃壁大部分
病灶形态	胃壁增厚、肿块、溃疡形成、弥漫性胃壁僵硬，边界不清	类圆形，多在 5cm 以下，胃内型和胃壁型多见，边缘清楚	类圆形、不规则分叶状，胃外型较多，边界欠清	胃壁不规则增厚，范围较广，向黏膜下浸润
出血、坏死、囊变	常坏死，溃疡形成	较大者合并出血、坏死	均常见	可坏死，大溃疡或多发溃疡
信号特征	T_1WI 等或低信号，T_2WI 稍高信号	T_1WI 与平滑肌信号相似，T_2WI 稍高信号	T_1WI 低或稍低信号为主，T_2WI 高或稍高信号	T_1WI 均匀等信号，T_2WI 不均匀高信号

项目	胃癌 (图 6-1-55)	平滑肌瘤	间质瘤 (图 6-1-56)	淋巴瘤 (图 6-1-57)
强化特点	明显强化,强化峰值时间早于正常胃壁	不均匀强化	动脉期中度不均匀强化,静脉期强化程度增加	轻至中度强化
备注	胃镜可明确诊断	胃镜可明确诊断	与平滑肌瘤鉴别困难	胃镜可明确诊断

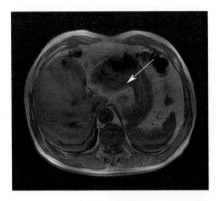 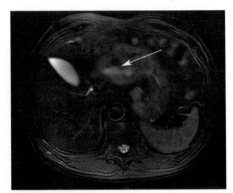

(A) 轴位T₁WI　　　　　　　　　　　(B) 轴位T₂WI

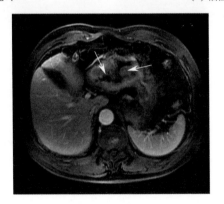

(C) 轴位T₁WI增强扫描

图 6-1-55　胃窦部局限型 Borrmann Ⅳ型胃癌 MRI 表现

胃窦部局部胃壁增厚,与正常胃壁呈移行状,内缘表面不光滑。呈长 T₁、长 T₂ 信号,呈中度强化(→)

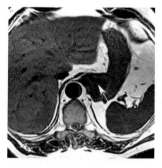

图 6-1-56　胃间质瘤 MRI 表现

轴位 T_1WI 可见胃壁椭圆形软组织肿块影，呈稍低 T_1 信号，向胃腔内突入，边界清晰（→）

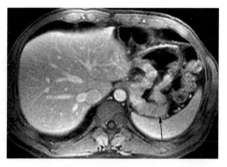

图 6-1-57　胃淋巴瘤 MRI 表现

轴位 T_1WI 增强扫描可见胃壁不均匀弥漫性增厚（→），范围较广，侵及胃壁全层，增强扫描不均匀强化

13. 腹膜疾病的鉴别诊断

项目	腹膜间皮瘤（图 6-1-58）	腹膜转移瘤（图 6-1-59）	腹膜假黏液瘤（图 6-1-60）	淋巴瘤（图 6-1-61）	腹膜腔脓肿（图 6-1-62）	结核性腹膜炎	腹膜炎（图 6-1-63）
临床特点	与石棉接触史有关，恶性者多见于 60～70 岁	多来源于卵巢、消化道的肿瘤，40 岁以上多见	常来源于阑尾和卵巢	发热、消瘦	常有腹膜炎、手术病史	可伴有肠结核，女性多见，多见于 20～40 岁	多继发于胃肠、胆囊穿孔或术后，症状明显
好发部位	腹膜浆膜，可累及网膜、肠系膜	沿腹膜浆膜转移至网膜、肠系膜	邻近脏器和肠管表面	肠系膜血管周围	膈下、盆腔、肠曲或肠系膜间	腹膜、大网膜、肠系膜淋巴结	腹膜，可累及网膜
病灶形态	腹膜弥漫增厚或局部形成肿块，网膜可呈饼状增厚，肠系膜呈星芒状增厚	多发小结节样或弥漫性腹膜增厚，网膜可呈饼状，70% 的病例合并腹水	分叶状、多分隔的包裹积液，慢性者可见点状钙化，可使脏器浆膜表面呈扇形扭曲	边界清晰的圆形或分叶状肿块，多发淋巴结肿大	早期团块状，边界模糊，后期中心液化，呈厚壁空洞，边界清楚，内可见气体影	腹膜轻度增厚，大网膜呈污垢状、饼状或结节状，腹腔积液，常合并胸腔积液	腹膜增厚、粘连，一般结节状增厚少见，可有腹腔渗液或少量腹腔积液，肠管扩张
出血、坏死、囊变	病变可呈囊性，可合并出血	卵巢癌转移多为囊性	囊性	可坏死、液化	中心液化坏死	可坏死形成结核性脓肿	形成脓肿时中心液化坏死
信号特征	肿瘤 T_1WI 呈中低信号，T_2WI 呈高信号	肿瘤 T_1WI 和 T_2WI 均呈中等信号，积液呈长 T_1、长 T_2 信号	T_1WI 呈低信号，T_2WI 呈高信号	T_1WI 呈等信号，T_2WI 呈中高信号	囊肿壁呈稍长 T_1、稍长 T_2 信号，内呈长 T_1、长 T_2 信号	T_1WI 呈低信号，T_2WI 呈高信号	T_1WI 呈低信号，T_2WI 呈高信号
强化特点	增厚腹膜及结节有强化	强化明显	实性成分强化	强化类型多样化	环形强化	淋巴结核呈环形强化	可强化

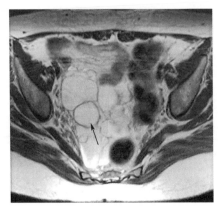 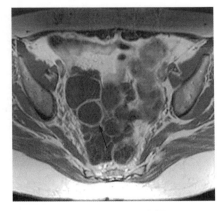

(A) 轴位 T₂WI　　　　　　　　　　　(B) 轴位 T₁WI增强扫描

图 6-1-58　腹膜间皮瘤 MRI 表现

T₂WI 腹腔多囊性病变（→），T₂WI 呈等、高信号改变，其内信号不均，散在间隔影，腹膜弥漫增厚，乙状结肠受压。增强扫描间隔、囊壁轻微强化

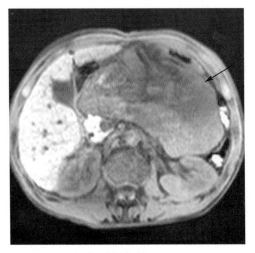 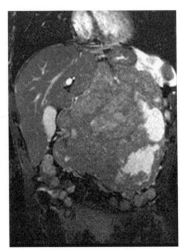

(A) 轴位 T₁WI　　　　　　　　　　　(B) 冠状位T₂WI

图 6-1-59

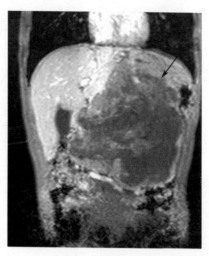

(C) 冠状位T₁WI增强扫描

图 6-1-59　腹膜转移瘤 MRI 表现

男患者，55 岁，肝癌术后，左上腹腔转移。平扫示上腹部偏左侧肠系膜根部巨大长
T_1、长 T_2 信号占位（→），大小约 16.6cm×7.2cm，边界不清，
与肝左叶分界不清。增强扫描示上腹部肿物不均匀强化，
周边强化明显。病理证实为肝细胞癌（肉瘤亚型）

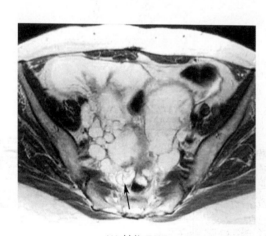

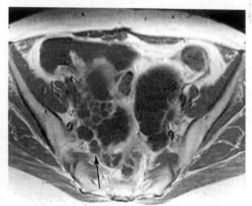

(A) 轴位 T₂WI　　　　　　　　　　　　(B) 轴位T₁WI增强扫描

图 6-1-60　腹膜假黏液瘤 MRI 表现

腹腔多囊性病变，呈分叶状、多分隔的包裹积液（→），增强扫描实性成分强化

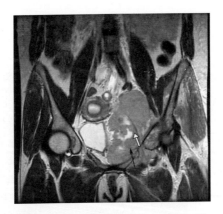

图 6-1-61　腹膜淋巴瘤 MRI 表现

轴位 T_2WI 可见左侧腹腔及盆壁边界清晰的分叶状肿块影（→），T_2WI 呈稍高信号改变，
其内可见不规则液化坏死区（⇨）

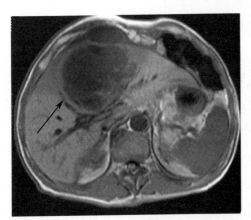

(A) 轴位 T_1WI

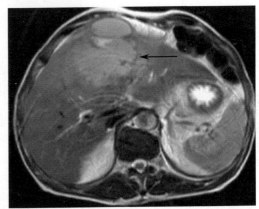

(B) 轴位 T_2WI

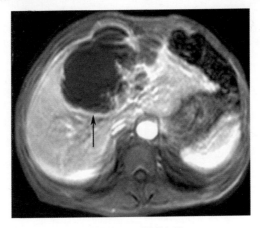

(C) 轴位 T_1WI 增强扫描

图 6-1-62　腹膜腔脓肿 MRI 表现

男患者，75 岁。临床症状不明显。肝脓肿破裂，肝前间隙膈下脓肿。平扫示肝左叶巨大脓肿（→），
呈混杂长 T_1、长 T_2 信号，其内多发分隔，大小约 14.2cm×10.4cm×10.7cm，
病灶周围肝实质肿胀，局限肝前间隙积液。增强扫描示肝脏病灶囊壁及病灶内分隔强化
明显，其前缘突破肝包膜侵入腹腔，邻近大网膜增厚，信号不均

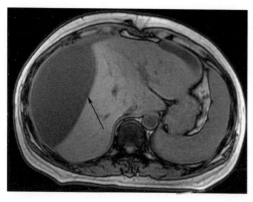
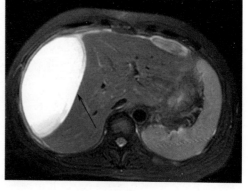

(A) 轴位 T₁WI　　　　　　　　　　　(B) 轴位 T₂WI

图 6-1-63　局限性腹膜炎 MRI 表现

女患者，45 岁。胆囊切除术后，胆汁漏。肝右侧见一棱形长 T_1、长 T_2 信号影（→），最大截面积约为 7.0cm×12.5cm，肝脏明显受压。邻近腹膜增厚，信号升高

14. 腹膜后间隙常见疾病的鉴别诊断

项目	脂肪肉瘤（图 6-1-64）	平滑肌肉瘤（图 6-1-65）	腹膜后淋巴结结核	神经源性肿瘤（图 6-1-66）	神经母细胞瘤（图 6-1-67）	腹膜后纤维化（图 6-1-68）	转移瘤（图 6-1-69）
好发年龄	男性多见，60～70 岁	中青年女性多见	中年人多见	中青年多见	5 岁以下多见	中年人	中老年人多见
好发部位	腹膜后	腹膜后	腹膜后较集中	沿神经走行	肾上腺	包裹血管和输尿管	腹主动脉周围
病灶形态	分叶状，边界不清	巨大，一般 >10cm	类圆形，边界清楚	分叶状、边界多光整	分叶状，不规则肿块	不规则软组织肿块	多发结节状、团块状
出血、坏死、囊变	可有	常见	中心坏死	常见	可有	无	可有
信号特征	除高信号脂肪，还有其他组织信号，如低信号分隔	T_1WI 低、高混合信号，T_2WI 稍高、等或低信号	T_1WI 呈低信号，T_2WI 呈稍高信号	T_1WI 呈稍低或等信号，T_2WI 呈不均匀高信号	T_1WI 呈低至等信号，T_2WI 呈高信号，与肾脏信号相仿	T_1WI 和 T_2WI 与肌肉相比均呈低或等信号	T_1WI 呈等信号，T_2WI 呈稍高信号
强化特点	可强化	明显强化，常不均匀	环形或多房样强化	明显不均匀强化	强化不明显	不均匀强度强化	周边强化
备注	脂肪瘤无强化	—	淋巴结多钙化	—	75%～80% 肿块伴钙化	—	有原发灶

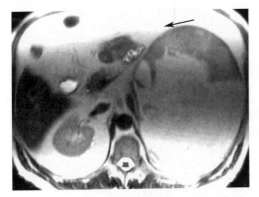

(A) 轴位 T$_2$WI

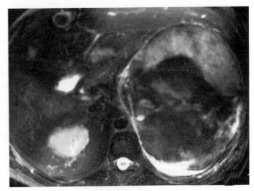

(B) 轴位压脂序列 T$_2$WI

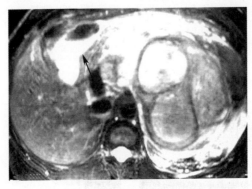

(C) 轴位压脂序列 T$_1$WI 增强扫描

图 6-1-64　腹膜后脂肪肉瘤 MRI 表现

左侧腹膜后巨大软组织肿块（→），其内信号不均，脂肪成分 T$_2$WI 呈高信号，

压脂序列 T$_2$WI 呈低信号；实性成分 T$_2$WI 呈稍高信号，压脂序列 T$_2$WI

呈明显高信号改变；增强扫描不同程度强化，其内可见间隔

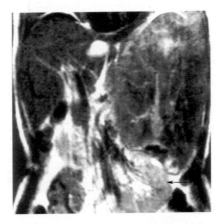

图 6-1-65　腹膜后平滑肌肉瘤 MRI 表现

冠状位 T$_2$WI 可见左侧腹膜后巨大软组织肿块影（→），T$_2$WI 呈稍低

信号改变，其内信号不均，可见条带状长 T$_2$ 信号灶提示合并坏死

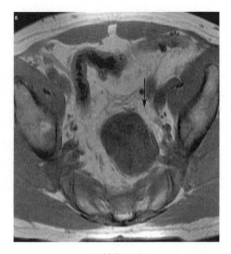
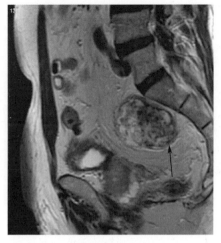

(A) 轴位 T_1WI (B) 矢状位 T_2WI

图 6-1-66　腹膜后神经鞘瘤 MRI 表现

盆腔腹膜后分叶状肿块影（→），边界光整，T_1WI 呈稍低信号，
T_2WI 呈囊实性不均匀高信号改变

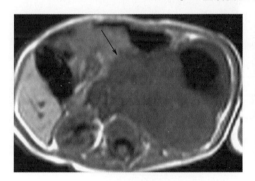
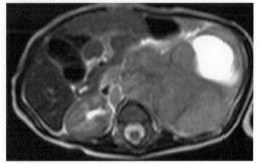

(A) 轴位 T_1WI (B) 轴位 T_2WI

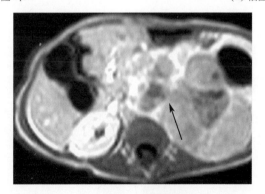

(C) 轴位 T_1WI 增强扫描

图 6-1-67　神经母细胞瘤 MRI 表现

男患者，8 个月。平扫示左侧腹膜后可见多发大小不等长 T_1、长 T_2 信号结节影（→），彼此相互
融合形成巨大肿块，形态不规则，腹膜后血管受推挤向右侧移位，左肾上移、转位，肾盂、肾
盏明显积水，呈囊状扩张。增强扫描示腹膜后病变可见不均匀强化，分隔强化

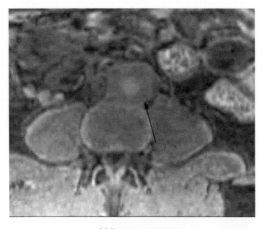
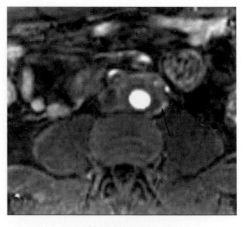

(A) 轴位压脂序列T₁WI　　　　　　　　　　(B) 轴位压脂序列T₂WI

图 6-1-68　腹膜后纤维化 MRI 表现

腹主动脉周围不规则软组织肿块影（→），包裹血管，T₁WI 呈低
信号，低于周围肌肉。增强扫描不均匀强化

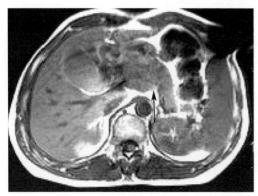

(A) 轴位 T₁WI　　　　　　　　　　(B) 轴位 T₂WI

图 6-1-69　胃癌腹膜后转移 MRI 表现

腹膜后占位性病变（→），大小约 46.2mm×58.1mm，病灶将胰腺向左前方推移，
且包绕腹腔干，T₁WI 呈等信号，T₂WI 呈略高信号，信号较均匀

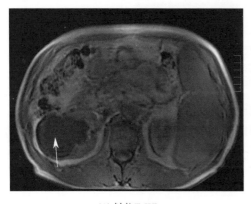

(A) 轴位T₁WI　　　　　　　　　　(B) 轴位T₂WI

图 6-2-1　右肾多发囊肿 MRI 表现

右肾多发大小不等囊状病灶，呈长 T₁、长 T₂ 信号影，边界光滑清晰（→）

二、泌尿系统疾病的鉴别诊断

1. 肾脏囊性病变的鉴别诊断

项目	囊肿 (图 6-2-1)	多囊肾 (图 6-2-2)	复合性 囊肿 (图 6-2-3)	肾脓肿 (图 6-2-4)	肾结核 (图 6-2-5)	囊性 肾癌 (图 6-2-6)	多房囊 性肾瘤 (图 6-2-7)
临床 特点	一般无 症状	40 岁左右 症状出现，腹 痛、血尿	囊肿内合 并出血、感 染、钙化	肾区疼痛、 体温升高、白 细胞升高	成人男性 多见，低热、 盗汗、血尿 症状	中老年男 性多见，无明 显症状或体 征	多见于 4 岁以 下男童及 40 岁 以上女性
病灶 形态	肾增大不 明显，囊肿单 发或多发、类 圆形、边界 清楚	双肾受累， 肾脏明显增 大，呈分叶 状，囊肿多 发、大小不 等，集合系统 受压、变形	类圆形，边 界清楚，囊壁 厚，囊肿内可 见分隔	病变肾体 积增大，肾筋 膜增厚，脂肪 囊模糊，单房 或多发病变， 脓肿壁厚	早期肾盏 扩张、肾实质 空洞及瘢痕 形成，终末期 肾脏变形、萎 缩，形成"肾 自截"	单房或多 房囊性包块， 边界模糊，囊 壁及间隔可 不规则增厚， 可见壁结节	边缘光整，圆 形或椭圆形，内 可见粗细不等 分隔，无附壁 结节
信号 特征	均匀长 T_1、长 T_2 信 号，合并出血 时均呈高信 号	均匀长 T_1、 长 T_2 信号， 合并出血时 均呈高信号	T_1WI 呈 等、高或混杂 信号，T_2WI 呈等、高或低 信号	脓肿壁呈 等 T_1、等或 短 T_2 信号， 脓腔内可见 气-液平面	多发环形长 T_1、长 T_2 信 号，或 T_1WI 和 T_2WI 均呈混 杂信号	囊内可见出 血或坏死肿瘤 组织，T_1WI 和 T_2WI 均呈混 杂信号	呈均匀长 T_1、 长 T_2 信号，出 血少见
强化 特点	无强化	囊壁可轻 度强化	囊壁可强 化，囊内无 强化	早期脓肿 壁可强化	环壁均匀 强化	囊壁及实 性部分中重 度强化	囊壁和分隔 强化
备注	—	常合并胰、 肝、脾囊肿	—	—	后期常合 并钙化	20% 以上 囊壁或间隔 可见钙化	—

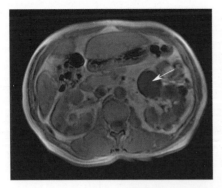
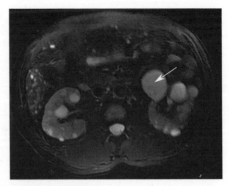

(A) 轴位T$_1$WI   (B) 轴位T$_2$WI

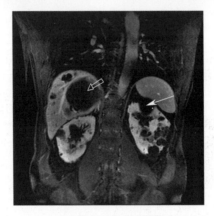

(C) 冠状位T$_1$WI增强扫描

图 6-2-2　多囊肾 MRI 表现

双肾多发长 T$_1$、长 T$_2$ 囊性信号灶，大小不等，增强扫描不强化（→）。

肝内另可见多发长 T$_1$、长 T$_2$ 囊性信号灶（⇨）

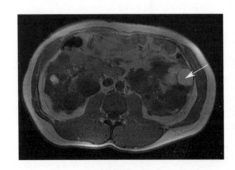
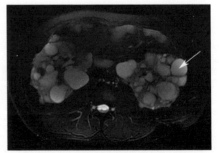

(A) 轴位T$_1$WI   (B) 轴位T$_2$WI

图 6-2-3　多囊肾伴复合性囊肿 MRI 表现

双肾多发长 T$_1$、长 T$_2$ 囊性信号灶，大小不等，病变内可见 T$_1$ 高信号、

T$_2$ 低信号灶，提出合并出血（→）

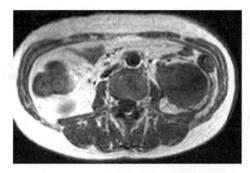
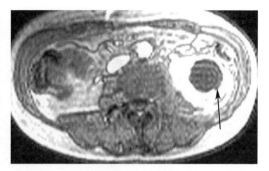

(A) 轴位 T₁WI   (B) 轴位 T₁WI 增强扫描

图 6-2-4　肾脓肿 MRI 表现

左肾囊性 T₁WI 低信号肿块，增强扫描可见增厚囊壁强化（→），囊内容不强化。术后病理证实为肾脓肿

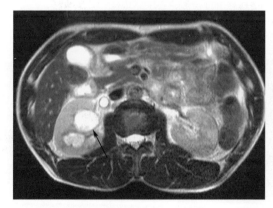
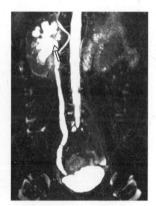

(A) 轴位 T₂WI   (B) 磁共振尿路造影 (MRU)

图 6-2-5　肾结核 MRI 表现

T₂WI 显示右肾多囊改变（→），输尿管扩张，管壁增厚。MRU 显示右肾盏积水扩张（⇨），
上组肾盏的一个小盏颈部狭窄，输尿管宽窄不等。左肾正常，泌尿系统不扩张故不显影。膀胱轻度挛缩，
右侧明显，边缘不光滑。诊断为右肾结核，右输尿管结核

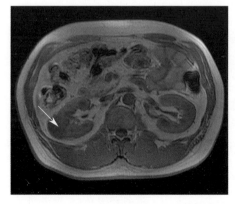
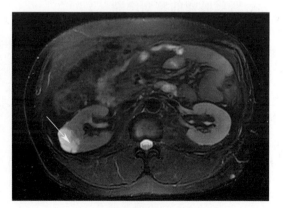

(A) 轴位T₁WI   (B) 轴位T₂WI

图 6-2-6

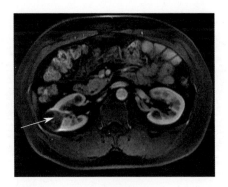

(C) T₁WI增强扫描

图 6-2-6　囊性肾癌 MRI 表现

右肾实质内可见多发大小不等类圆形长 T_1、长 T_2 信号，包膜完整，
增强扫描病灶内见斑片状强化（→）

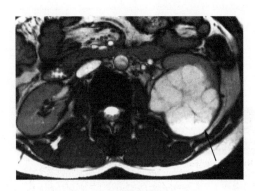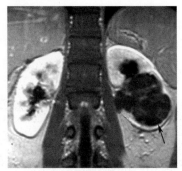

(A) 轴位 T₂WI　　　　　　　　　　(B) 冠状位 T₁WI 增强扫描

图 6-2-7　多房囊性肾瘤 MRI 表现

左肾实质内可见椭圆形囊性病变（→），呈长 T_1、长 T_2 信号，边缘光整，可见粗细不等分隔影，
未见实性成分；增强扫描囊壁和分隔轻微强化，可见囊性肿块向肾窦内疝入

2. 肾脏肿瘤的鉴别诊断

项目	错构瘤 （图 6-2-8）	肾癌 （图 6-2-9）	嗜酸性 细胞瘤 （图 6-2-10）	肾母细 胞瘤 （图 6-2-11）	淋巴瘤 （图 6-2-12）	转移瘤
临床 特点	多见年轻女性，多无症状	$50\sim70$ 岁多见，肉眼血尿、腹痛、包块	55 岁左右多见，无明显症状	7 岁以下多见，腹部肿块、厌食	继发性多见，多无症状	多处于原发性肿瘤晚期阶段
好发 部位	肾皮质	肾上、下极	肾皮质	肾实质	肾髓质，多双侧	肾实质
病灶 形态	类圆形,大者直径可达 20cm	类圆形或分叶状	圆形或类圆形，少数双肾多发	不规则状	单发或多发结节状	单发或多发肿块

项目	错构瘤 (图 6-2-8)	肾癌 (图 6-2-9)	嗜酸性 细胞瘤 (图 6-2-10)	肾母细 胞瘤 (图 6-2-11)	淋巴瘤 (图 6-2-12)	转移瘤
出血、 坏死、 囊变	少见	多见	少见	常见	少见	少见
信号 特征	肿块内可见脂肪信号,脂肪抑制成像上呈低信号,平滑肌成分较多时呈等 T_1、等 T_2 信号	T_1WI 呈低、等、高或混杂信号,T_2WI 上高或等信号,肿块可侵犯肾盂、周围脂肪、静脉	呈长 T_1、长 T_2 信号,如中心有星芒状瘢痕为其特征,T_2WI 上一般呈低信号,坏死、囊变时信号混杂	T_1WI 和 T_2WI 信号不均匀,肿块一般不侵犯肾盂,侵犯血管时可形成静脉瘤栓	T_1WI 与 T_2WI 呈低或等信号,肿瘤浸润时肾脏增大,皮髓质分界不清,腹膜后淋巴结肿大	与原发性肿瘤信号相近,坏死少见
强化 特点	血管及平滑肌成分强化	明显均匀或不均匀强化	无强化或轻度强化	不均匀强化	轻度强化	轻度强化

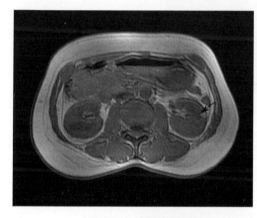 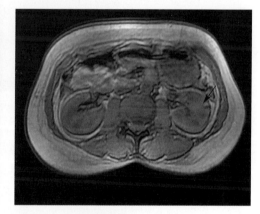

(A) 轴位同相位梯度回波T_1WI　　　　　　(B) 轴位反相位梯度回波T_1WI

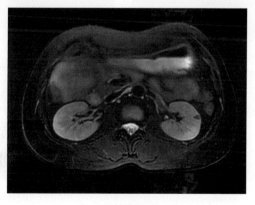

(C) 轴位T_2WI

图 6-2-8　右肾小血管平滑肌脂肪瘤(肾错构瘤)MRI 表现
左肾上极肾皮质缘边界清楚的小肿块,T_1WI 同相位呈较高信号,反相位信号减低,
提示脂肪成分;T_2WI 呈低信号,边界清晰 (→)

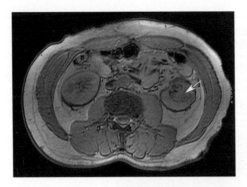

(A) 轴位T₁WI

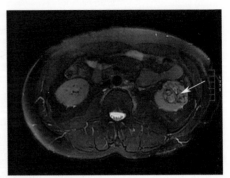

(B) 轴位T₂WI

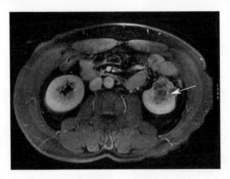

(C) 轴位T₁WI增强扫描

图 6-2-9 左肾癌 MRI 表现

左肾下极类圆形分叶状不均质肿块影，呈混杂稍长 T₁、混杂稍长 T₂ 信号，边缘可见低信号包绕。增强扫描病灶明显不均匀强化，内见无强化区 （→）

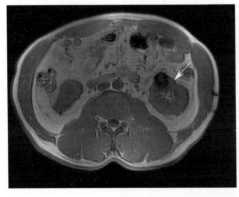

(A) 轴位T₁WI

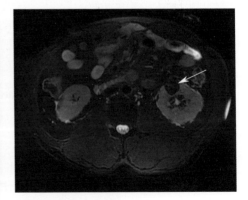

(B) 轴位T₂WI

图 6-2-10

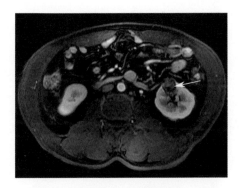

(C) 轴位T₁WI增强扫描

图 6-2-10 肾嗜酸性细胞瘤 MRI 表现

左肾实质内可见不均质肿块，呈长 T_1、短 T_2 信号，其内可见小斑片状稍短 T_1、长 T_2 信号，
边缘光整，突出肾轮廓外，增强后病灶呈轻度不均匀强化，边缘可见环形无强化区（→）

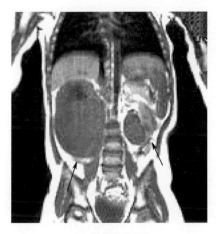

(A) 冠状位 T_1WI

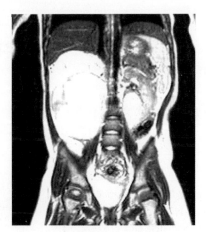

(B) 冠状位 T_2WI

图 6-2-11　肾母细胞瘤（肾胚瘤）　MRI 表现

双肾实质肿块影（→），右侧较大，呈稍长 T_1、稍长 T_2 信号，但不均匀，
其内有 T_1WI 更低信号，T_2WI 更高信号，残留肾实质受压。病
理证实为左侧上皮型肾母细胞瘤，右侧间叶型肾母细胞瘤

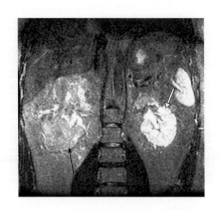

图 6-2-12　淋巴瘤 MRI 表现

冠状位压脂序列 T_1WI 增强扫描右肾轮廓明显增大，皮髓质分界不清，
肾周及腹膜后多发软组织信号影（→），增强扫描不均匀强化。
左肾近上极可见不规则肿块影（⇨），皮髓质均受累

3. 肾盂病变的鉴别诊断

项目	盂旁囊肿 （图 6-2-13）	肾盂癌 （图 6-2-14）	肾盂积水 （图 6-2-15）	肾盂内阴性 结石及血块 （图 6-2-15）
临床特点	50～60 岁常见，腰痛、出血、高血压	40～70 岁常见，无痛性全程血尿	多由梗阻因素造成	多由感染因素引起
好发部位	肾盂旁	肾盂内	肾盂内	肾盂内
病灶形态	多单发，类圆形，边界清楚，与肾盂不相通，肾窦脂肪和肾盂、肾盏受压移位	单发，分叶状，较大时可引起梗阻造成肾盂积水	肾盂呈囊状、壶腹形扩张	结石呈鹿角状或结节状，血块呈漂浮状
信号特征	均匀长 T_1、长 T_2 信号	等 T_1、稍长 T_2 信号	均匀长 T_1、长 T_2 信号	结石呈低信号，血块呈等或低信号
强化特点	无强化	轻中度强化	延迟强化	无强化
备注	—	—	—	超声可帮助诊断

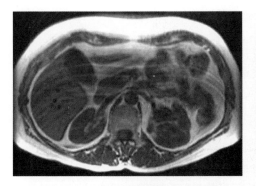

(A) 轴位 T$_1$WI

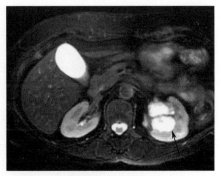

(B) 轴位压脂序列 T$_2$WI

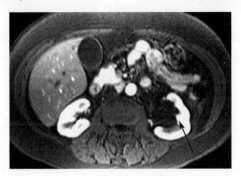

(C) 轴位压脂序列 T$_1$WI 增强扫描

图 6-2-13　盂旁囊肿 MRI 表现

左侧肾盂旁类圆形囊性信号灶（→），呈长 T$_1$、长 T$_2$ 信号改变，边界清楚，与肾盂不相通，肾窦及肾盂受压移位。增强扫描未见强化

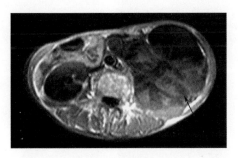

(A) 轴位 T$_1$WI

图 6-2-14

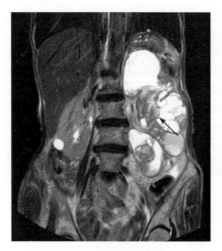
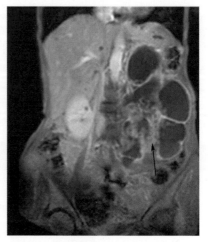

(B)冠状位压脂序列 T₂WI　　　　　　　　(C) 冠状位 T₁WI增强扫描

图 6-2-14　左肾盂癌 MRI 表现

男患者，73 岁。左肾重度积水。左肾体积明显增大，失去正常形态，肾盂、肾盏明显扩张，可见多发大小
不等囊状改变（→），T₂WI 以高信号为主，其内可见等信号影，T₁WI 为低信号及等信号影，左肾
实质明显受压变薄，左输尿管未见扩张。增强扫描左肾皮质可见强化，左侧扩张肾盂、
肾盏未见强化，内可见多发中等强化信号影，附壁生长，形态不规则

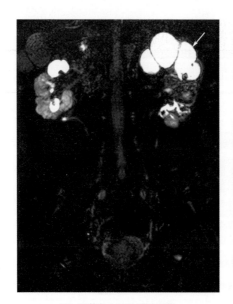
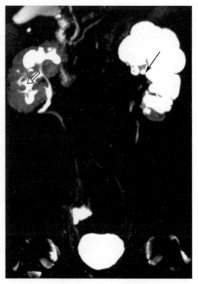

(A) 冠状位 MRU 原始图像　　　　　　(B) 冠状位 MRU 最大密度
　　　　　　　　　　　　　　　　投影重建(MIP)图像

图 6-2-15　双肾多发结石伴肾积水 MRI 表现

左侧肾小盏明显扩张（→），肾盂内可见铸型充盈缺损，肾盂变窄。右侧肾盂内多个
圆形低信号（⇨），右侧上组肾盏轻度扩张

4. 肾上腺疾病的鉴别诊断

项目	腺瘤 (图 6-2-16)	肾上腺癌 (图 6-2-17)	嗜铬细胞瘤 (图 6-2-18)	神经母 细胞瘤 (图 6-2-19)	转移瘤 (图 6-2-20)	结核 (图 6-2-21)	髓脂瘤 (图 6-2-22)
临床特点	中年女性多见，常见 Cushing 综合征或 Conn 综合征表现	少见，多数有库欣综合征表现	20～40 岁多见，高血压、头痛、心悸、多汗	3 岁以下多见，常表现为无痛性肿块	多来源于肺癌、乳腺癌	皮肤和黏膜的色素沉着，疲乏无力、体重减轻	临床上一般无症状
实验室检查	促肾上腺皮质激素(ACTH)多降低	ACTH 多降低	儿茶酚胺升高	儿茶酚胺升高	可有肾上腺功能减退症状	皮质醇降低，ACTH 多升高	阴性
好发部位	肾上腺皮质	肾上腺皮质	肾上腺髓质，少许	50% 发生在肾上腺	先累及髓质，后皮质	肾上腺皮质髓质	肾上腺
病灶形态	类圆形或椭圆形，直径常为 2～3cm，边界清楚；残留肾上腺和对侧肾上腺萎缩变小	类圆形、分叶状或不规则形，直径常超过 6cm，对侧肾上腺可萎缩，可有淋巴结肿大	圆形或椭圆形，直径常为 3～5cm，甚至 10cm 以上。少数肿块位于腹主动脉旁、后纵隔等	肿块通常较大，呈分叶状或不规则形，较大者可达 10cm 以上，肿瘤内可见不规则钙化	常为双侧，肿块呈类圆形、椭圆形或分叶状	双侧肾上腺不规则肿块样增大，内可见干酪样坏死和点状、弥漫性钙化	多为单侧，偶为双侧，类圆形或椭圆形，直径多在 10cm 以下
出血、坏死、囊变	无	常伴有	常伴有	常伴有	可伴有	可坏死	一般无
信号特征	T_1WI 和 T_2WI 信号强度高于肝实质	T_1WI 呈低信号，T_2WI 呈高信号	T_1WI 呈等信号，出血时内呈高信号，T_2WI 呈高信号	T_1WI 呈不均匀低信号，T_2WI 呈不均匀高信号	T_1WI 呈稍低信号，T_2WI 呈稍高信号	T_1WI 和 T_2WI 呈混杂低信号	肿块内可见短 T_1、长 T_2 脂肪信号
强化特点	早期轻至中度强化	强化不均匀	实体部分明显强化	不均匀强化	强化均匀或不均匀	多边缘强化	强化不均匀

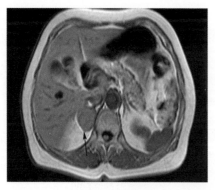
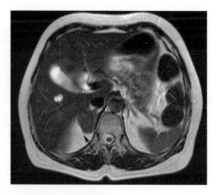

(A) 轴位 T₁WI　　　　　　　　　(B) 轴位 T₂WI

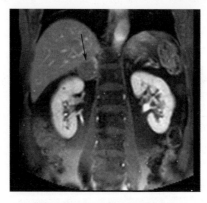

(C) 冠状位压脂序列 T₁WI增强扫描

图 6-2-16　腺瘤 MRI 表现

右侧肾上腺可见类圆形肿块（→），边界较清，大小约为 3.1cm×3.0cm，呈等 T₁、等 T₂ 信号影。
增强扫描右侧肾上腺病变呈环形强化。该患者合并脂肪肝

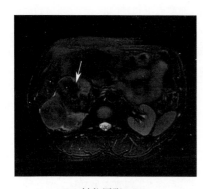
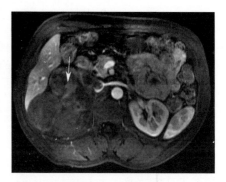

(A) 轴位压脂T₂WI　　　　　　　(B) 轴位T₁WI增强扫描

图 6-2-17　肾上腺癌 MRI 表现

T₂WI 可见右肾上腺区巨大软组织肿块影，其内信号混杂，以 T₂ 等信号、
稍高信号为主，增强扫描不均匀强化，其内液性坏死区未见强化（→）

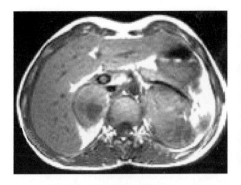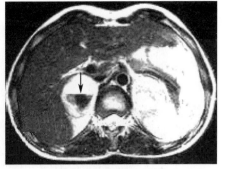

(A) 轴位T₁WI　　　　　　　　　　　　　　(B) 轴位T₂WI

图 6-2-18　双侧肾上腺嗜铬细胞瘤 MRI 表现

女患者，30 岁，高血压，双侧肾上腺混杂信号肿块，右侧病灶内有出血，T₂WI 内显示液-液平面（→）。
病理证实为双侧肾上腺嗜铬细胞瘤

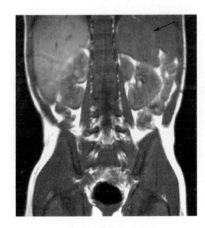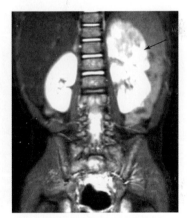

(A) 冠状位 T₁WI　　　　　　　　　　　　(B) 冠状位压脂序列 T₂WI

图 6-2-19　神经母细胞瘤 MRI 表现

左侧肾上腺区巨大不规则形肿块（→），T₁WI 稍低信号；T₂WI 信号不均，呈稍高信号，其内散在
高信号，边界清晰。另外，左侧腰椎椎旁可见肿大淋巴结影，左侧肾门受压；同时腰椎及髂骨
内骨髓弥漫性 T₁WI 信号减低，T₂WI 信号增高，提示弥漫性骨髓浸润

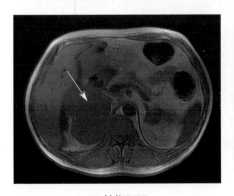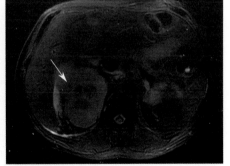

(A) 轴位T₁WI　　　　　　　　　　　　　　(B) 轴位T₂WI

图 6-2-20　双肾上腺多发转移瘤 MRI 表现

右肺癌双肾上腺多发转移。双侧肾上腺区类圆形占位，呈不均匀稍长 T₁、稍长 T₂ 信号（→）

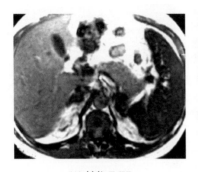
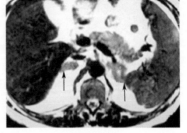

(A) 轴位 T₁WI (B) 轴位 T₂WI

图 6-2-21　肾上腺结核 MRI 表现

双侧肾上腺不规则肿块样增大（→），左侧为著，T₁WI 呈均匀低信号，T₂WI 信号稍高，
左侧肾上腺内斑点状长 T₂ 坏死灶

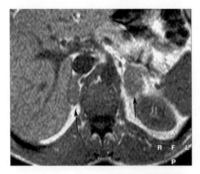
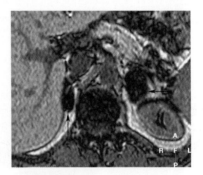

(A) 轴位同相位梯度回波序列 T₁WI (B) 轴位反相位梯度回波序列 T₁WI

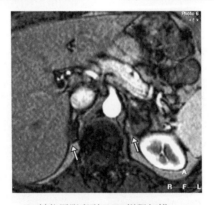

(C) 轴位压脂序列 T₁WI 增强扫描

图 6-2-22　髓脂瘤 MRI 表现

双侧肾上腺粗大，可见椭圆形肿块影（→），同相位 T₁WI 信号稍高，反相位 T₁WI 信号明显
减低，增强扫描其内可见斑片状强化灶（⇨）

5. 膀胱疾病的鉴别诊断

项目	膀胱癌 （图 6-2-23）	前列腺增生 （图 6-2-24）	膀胱慢 性炎症	膀胱嗜铬 细胞瘤 （图 6-2-25）	膀胱血 管瘤 （图 6-2-26）
临床 特点	50 岁以上多见，无痛性血尿常见	老年男性，常有尿频、排尿困难症状	尿频、尿急、尿痛、全程血尿	发病平均年龄 41 岁，常有阵发性高血压	儿童多见，多无明显症状，可有肉眼血尿
好发 部位	膀胱三角区及底部	前列腺	膀胱三角区	膀胱三角区及底部	膀胱前壁及顶部
病灶 形态	膀胱壁局部增厚，突入膀胱内肿块	膀胱外压性改变，壁不厚	膀胱壁可呈扁平状隆起，较弥漫	膀胱壁内肿块	膀胱壁不规则增厚，可呈分叶状肿块
信号 特征	T_1WI 信号与膀胱壁相似，T_2WI 中高信号	T_1WI 呈稍低信号，T_2WI 信号不等	T_2WI 上膀胱壁低信号带增厚但完整	T_1WI 呈中或低信号，T_2WI 呈高信号	T_1WI 呈低或中等信号，T_2WI 呈高信号
强化 特点	早期明显不均匀强化	均匀或不均匀斑片状强化	膀胱黏膜层强化连续	明显均匀或不均匀强化	明显持久强化
备注	膀胱肿瘤以移行细胞癌多见	多方位观察利于明确病变位置	—	儿茶酚胺代谢产物升高	—

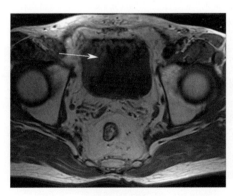 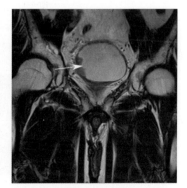

(A) 轴位 T_1WI (B) 冠状位 T_2WI

图 6-2-23　膀胱癌 MRI 表现

膀胱右侧壁可见一不规则软组织影，T_1WI 低信号；T_2WI 附壁肿块呈低信号（→）。病灶与膀胱壁宽基底相连，突向膀胱内，病理诊断为：膀胱恶性肿瘤，尿路上皮癌

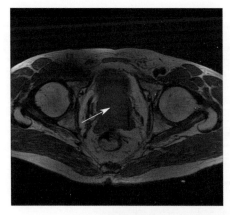

(A) 轴位T₁WI   (B) 矢状位T₂WI

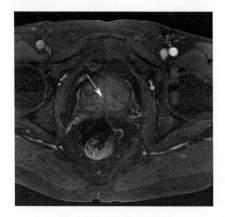

(C) 轴位T₁WI 增强扫描

图 6-2-24　前列腺增生 MRI 表现

前列腺体积增大，以中央叶为主，突向膀胱后壁，前列腺中央部可见多发大小不等类圆形混杂信号影，增强部分呈筛网状不均匀强化（→），精囊形态信号正常，精囊角存在

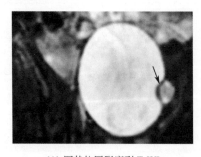 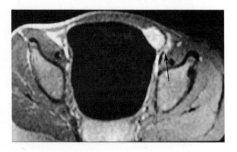

(A) 冠状位压脂序列 T₂WI   (B) 轴位压脂序列 T₁WI增强扫描

图 6-2-25　膀胱嗜铬细胞瘤 MRI 表现

膀胱左侧壁可见小结节（→），边界清晰，呈 T₂WI 高信号，增强扫描明显强化

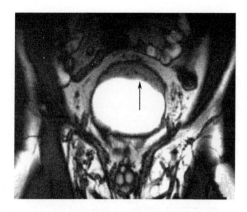

图 6-2-26　膀胱血管瘤 MRI 表现

轴位 T_2WI 可见膀胱顶部膀胱壁不规则增厚（→），呈肿块影向腔内突入，T_2WI 信号不均匀增高

三、生殖系统疾病的鉴别诊断

1. 前列腺疾病的鉴别诊断

项目	前列腺癌 （图 6-3-1）	前列腺增生 （见图 6-2-24）
临床特点	常见于 60 岁以上老年男性，血清前列腺特异性抗原（TPA）升高	50 岁以上男性，血清 TPA 正常
好发部位	前列腺外周带及移行带	前列腺中央带
病灶形态	常多发，较大时呈分叶状，前列腺不对称增大	前列腺弥漫对称性增大，边缘光滑
信号特征	T_2WI 外周带有低信号结节或缺损区、外周带不完整，T_1WI 意义不大	T_1WI 上增生结节呈稍低信号，T_2WI 信号不等，外周低信号带完整
强化特点	早期明显均匀强化	均匀或不均匀斑片状强化
备注	超声为首选方法	超声为首选方法

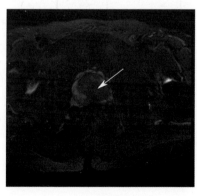

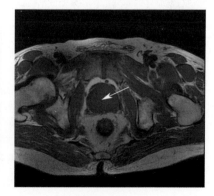

(A) 轴位T_2WI　　　　　　　　　　(B) 轴位压脂T_1WI

图 6-3-1

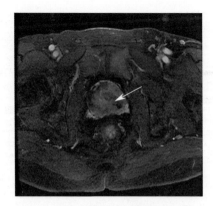

(C)轴位压脂T₁WI增强扫描

图 6-3-1　前列腺癌 MRI 表现

左侧前列腺癌，左侧精囊腺受侵。前列腺体积明显增大，形态不规则，局部隆起，左侧前列腺
外周带 T₂ 信号减低，T₁ 呈等信号，T₂ 与周围高信号的外周带相比呈低信号，增强
后呈不均匀明显强化（→）。左侧膀胱精囊角变浅，信号不均匀

2. 子宫常见疾病的鉴别诊断

项目	子宫平滑肌瘤 （图 6-3-2）	子宫腺肌症 （图 6-3-3）	子宫内膜癌 （图 6-3-4）	子宫肉瘤 （图 6-3-5）	子宫颈癌 （图 6-3-6）
临床特点	35～45 岁多见	痛经明显	55 岁以上多见	50 岁左右多见	50～60 岁
好发部位	子宫肌壁间	子宫内膜异位到子宫肌层	子宫体部内膜	子宫肌壁间	子宫颈部
病灶形态	子宫体积对称或不对称增大，病灶呈类圆形或分叶状、边界清楚，单发或多发	病变大小可随月经周期而变化，子宫结合带局灶性或弥漫性增厚	子宫内膜局灶性或弥漫性增厚，浸润肌层时，结合带完整性中断，突入宫腔呈菜花状、息肉状	病灶较大，呈不规则团块状或分叶状，平均大于10cm，弥漫性生长者边界不清	外生性肿块呈团块状、菜花状，内生性宫颈呈桶状增大
出血、坏死、囊变	少见	少见	多见	多见	多见
信号特征	T₁WI 和 T₂WI 一般呈低信号，变性时信号升高	T₁WI 稍低信号，T₂WI 多为等信号，其内可见点状高信号异位的子宫内膜岛	T₁WI 稍低或等信号，T₂WI 呈稍高信号，低信号结合带内出现高信号	T₁WI 呈不均匀稍低信号，T₂WI 呈不均匀稍高信号	T₁WI 呈等信号，T₂WI 呈高信号
强化特点	多均匀强化，与肌层强化方式相似	强化明显	不强化或轻度强化	轻中度强化	早期轻中度强化

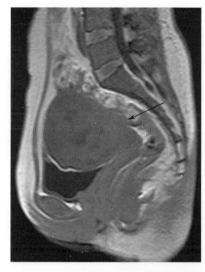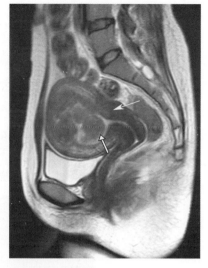

(A) 矢状位 T₁WI　　　　　　　　(B) 矢状位 T₂WI

图 6-3-2　子宫肌瘤 MRI 表现

多发子宫肌瘤（以黏膜下为主）合并子宫腺肌症。子宫明显增大（→），
前屈位，黏膜下方可见大小不等多个病灶，T₁WI 等信号，T₂WI 稍
低信号（⇨），子宫内膜受压变形。子宫结合带增厚、
信号不均。肌层间隙内多发条形长 T₂ 信号

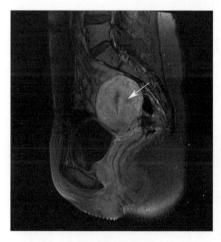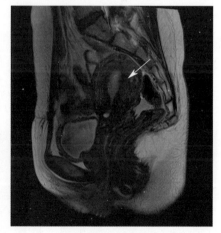

(A) 矢状位T₁WI　　　　　　　　(B) 矢状位T₂WI

图 6-3-3　子宫腺肌症 MRI 表现

子宫结合带弥漫性增厚、模糊，T₂WI 子宫肌层内信号不均匀，
其内可见多发点片状高信号异位，为子宫内膜岛（→）

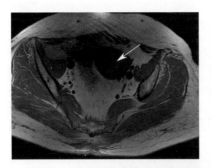 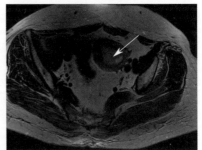

(A) 轴位T₁WI   (B) 轴位T₂WI

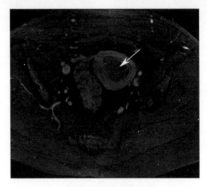

(C) 轴位T₁WI增强扫描

图 6-3-4　子宫内膜癌 MRI 表现

女，58 岁，不规则阴道流血。子宫增大，子宫内膜明显增厚，T₁WI 为等信号，T₂WI 为高信号，病灶
延伸至子宫峡部，增强扫描增厚内膜肿物轻度不均匀强化（→），结合带显示
不清，子宫肌层信号不均匀。病理：子宫内膜腺癌 3 级，侵及肌层

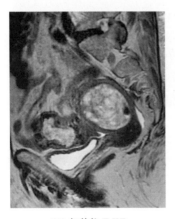 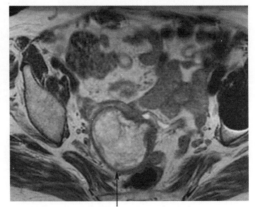

(A) 矢状位 T₂WI   (B) 轴位 T₂WI

图 6-3-5

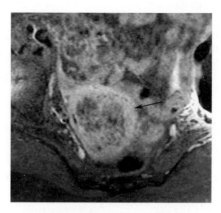

(C) 轴位压脂序列 T₁WI增强扫描

图 6-3-5　子宫肉瘤（恶性苗勒管混合瘤）MRI 表现

子宫增大，子宫黏膜下巨大混杂信号肿块影（→），向宫腔内突入，内膜受侵，肿块 T_2WI 呈
混杂高信号，边界不清，增强扫描轻微强化，强化程度明显低于子宫肌层

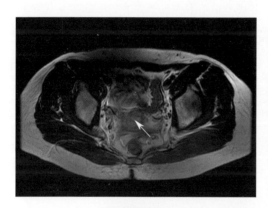

(A) 轴位T₂WI

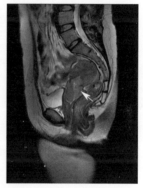

(B) 矢状位T₂WI

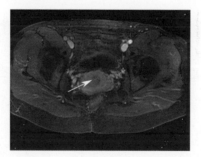

(C) 轴位增强

图 6-3-6　子宫颈癌 MRI 表现

子宫颈部可见巨大团块状外生性肿块，呈稍长 T_2 信号，其内信号不均，
增强后强化欠均匀（→），子宫颈前壁轮廓不光滑

3. 卵巢常见疾病的鉴别诊断

项目	囊肿 (图 6-3-7)	子宫内膜 异位囊肿 (图 6-3-8)	畸胎瘤 (图 6-3-9)	浆液性 囊腺瘤 (图 6-3-10)	黏液性 囊腺瘤 (图 6-3-11)	卵巢癌 (图 6-3-12)
临床 特点	囊肿可自然退缩或吸收	好发于30～45岁,痛经	好发于育龄妇女	中青年妇女	中青年妇女	囊腺癌最多见,40岁以上
病灶 形态	类圆形,单房或多房,囊壁薄,边界清楚,合并感染时囊壁增厚,囊肿多在2.5～25cm	形态不规则,单囊或大囊周围多发小卫星囊,囊壁厚薄不均,边界不清,较大者直径可达20cm以上	囊性、实性或囊实性,囊壁可见弧形钙化,病变内可见牙齿、毛发、骨等组织,囊性者内可见脂-液平面	圆形或椭圆形,单房多见,直径多在8～12cm,囊壁厚薄均匀,多在3mm以下,壁内可见乳头	圆形或椭圆形,多房常见,常大房套小房,直径多在20cm以上,囊壁厚薄不均,多在3mm以上	团块状、分叶状或不规则,直径大于15cm,呈囊实性,囊壁和间隔不规则增厚,浆液性乳头增多
出血、坏死、囊变	可出血	常见	少见	少见	可出血	可出血
信号 特征	长 T_1、长 T_2 信号,合并出血时 T_1WI 呈高信号	新鲜出血时,病灶呈短 T_1、等或短 T_2 信号,陈旧出血时呈短 T_1、长 T_2 信号	内含脂肪成分,T_1WI 与 T_2WI 均呈高信号,压脂序列上信号被抑制	均匀长 T_1、长 T_2 信号,囊壁和分隔均为低信号	T_1WI 信号复杂,多呈中高信号,T_2WI 呈高信号;合并出血时 T_1WI 呈高信号	T_1WI 呈偏高信号,T_2WI 呈等信号或等高不均匀信号
强化 特点	壁强化	壁轻度强化	无强化	囊壁及分隔强化	囊壁及分隔强化	实性部分及乳头强化

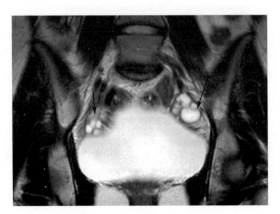

图 6-3-7　囊肿 MRI 表现

冠状位 T_2WI 可见双侧卵巢区多发囊性长 T_2 信号灶(→),
囊壁薄,边界清楚,为正常卵泡囊肿

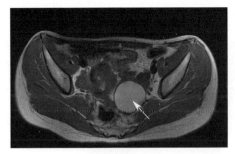 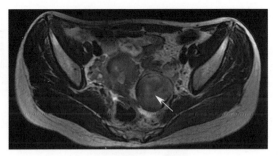

(A) 轴位T₁WI　　　　　　　　　　　　　　　　(B) 轴位T₂WI

图 6-3-8　卵巢子宫内膜异位囊肿（巧克力囊肿）MRI 表现

女，32 岁，下腹不适，月经正常。左侧卵巢类圆形短 T₁ 混杂 T₂ 信号占位，轮廓清晰（→）

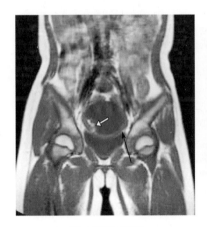 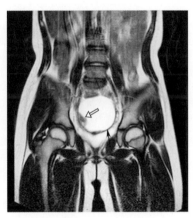

(A) 冠状位 T₁WI　　　　　　　　　　　　　　(B) 冠状位 T₂WI

图 6-3-9　囊性畸胎瘤 MRI 表现

盆腔可见囊实性肿块（→），囊性为主，壁结节样实性部分，有少量短 T₁ 信号
脂肪成分（⇨）。术后病理为囊性畸胎瘤

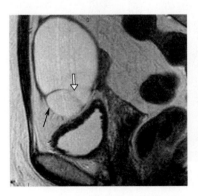 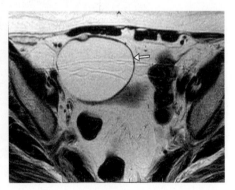

(A) 矢状位T₂WI　　　　　　　　　　　　　　(B) 轴位T₂WI

图 6-3-10　浆液性囊腺瘤 MRI 表现

子宫右前方可见巨大单房椭圆形囊性病灶（→），呈均匀长 T₂ 信号，
囊壁厚薄均匀，囊内可见间隔影（⇨），囊壁内可见乳头

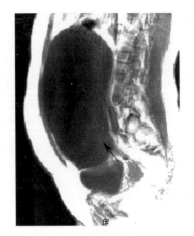 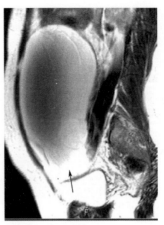

(A) 矢状位T₂WI   (B) 矢状位T₂WI

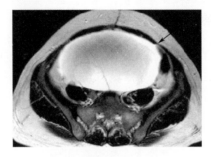

(C) 轴位T₂W1

图 6-3-11　黏液性囊腺瘤 MRI 表现

盆腔巨大椭圆形囊性病变（→），呈单房改变，囊壁厚薄不均，局部囊壁增厚，囊内可见间隔，
囊内容物信号不均，T₂WI 高信号内散在云絮状低信号改变

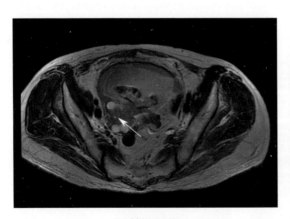 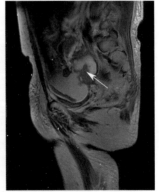

(A) 轴位 T₂WI   (B) 矢状位 T₂WI

图 6-3-12　卵巢癌 MRI 表现

子宫两侧可见多发分叶状囊实混合性肿块影，T₂WI 呈高低混杂信号（→），
囊壁和间隔不规则增厚、信号减低

参 考 文 献

[1] 王书轩，范国光．影像读片从入门到精通系列——MRI 读片指南．第 2 版．北京：化学工业出版社，2013.

[2] ［美］安腾主编．国际权威影像鉴别诊断丛书：影像专家鉴别诊断儿科分册．李欣，范国光主译．北京：人民军医出版社，2012.

[3] ［美］马纳斯特主编．国际权威影像鉴别诊断丛书：影像专家鉴别诊断骨关节肌肉分册．程晓光主译．北京：人民军医出版社，2012.

[4] ［美］哈恩斯伯格主编．国际权威影像鉴别诊断丛书：影像专家鉴别诊断头颈部分册．王振常，鲜军舫主译．北京：人民军医出版社，2012.

[5] ［美］格尼 S. 主编．国际权威影像鉴别诊断丛书：影像专家鉴别诊断胸部分册．刘士远，董伟华主译．北京：人民军医出版社，2012.

[6] ［美］艾森伯格主编．临床影像鉴别诊断图谱．第 5 版．王滨主译．北京：科学出版社，2012.

[7] 郭启勇．放射诊断学．北京：人民卫生出版社，2014.

[8] 朱悦，范国光．脊柱外科影像与治疗．北京：人民卫生出版社，2011.

[9] 王振常．中华临床医学影像学．北京：北京大学医学出版社，2016.